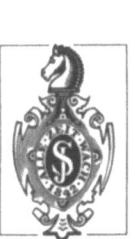

# Fortbildung

Innere Medizin – Intensivmedizin

Herausgegeben von
M. Alcock · Heidelberg   K. D. Grosser · Krefeld
W. Nachtwey · Hamburg   G. A. Neuhaus · Berlin
F. Praetorius · Offenbach   H. P. Schuster · Mainz
M. Sucharowski · Berlin   P. Wahl · Heidelberg

D. Seybold  U. Gessler

# Säure-Basen-Haushalt und Blutgase

Mit 29 Abbildungen und 9 Tabellen

Springer-Verlag
Berlin  Heidelberg  New York  1981

Priv.-Doz. Dr. Detlef Seybold
Prof. Dr. Ulrich Gessler

4. Med. Klinik Nürnberg
Klinikum Nürnberg und Institut für Nephrologie
Kontumazgarten 14
8500 Nürnberg 80

CIP-Kurztitelaufnahme der Deutschen Bibliothek
Seybold, Detlef:
Säure-Basen-Haushalt und Blutgase / D. Seybold; U. Gessler. – Berlin, Heidelberg, New York: Springer, 1981.
(Fortbildung: Innere Medizin, Intensivmedizin)
ISBN-13: 978-3-540-10342-4    e-ISBN-13: 978-3-642-67806-6
DOI: 10.1007/978-3-642-67806-6
NE: Gessler, Ulrich:

Das Werk ist urheberrechtlich geschützt. Die dadurch begründeten Rechte, insbesondere die der Übersetzung des Nachdruckes, der Entnahme von Abbildungen, der Funksendung, der Wiedergabe auf photomechanischem oder ähnlichem Wege und der Speicherung der Datenverarbeitungsanlagen bleiben, auch bei nur auszugsweiser Verwertung vorbehalten
Bei Vervielfältigung für gewerbliche Zwecke ist gemäß § 54 UrhG eine Vergütung an den Verlag zu zahlen, deren Höhe mit dem Verlag zu vereinbaren ist.

© by Springer-Verlag Berlin · Heidelberg 1981

Die Wiedergabe von Gebrauchsnamen, Handelsnamen, Warenbezeichnungen usw. in diesem Werk berechtigt auch ohne besondere Kennzeichnung nicht zu der Annahme, daß solche Namen im Sinne der Warenzeichen- und Markenschutz-Gesetzgebung als frei zu betrachten wären und daher von jedermann benutzt werden dürften.

Zeichnungen: Regine Gattung – Petith

# Vorwort

Im vorliegenden Fortbildungsband der Sektion Innere Medizin–Intensivbehandlung werden der Säure-Basen-Haushalt und die Blutgase besprochen.

Wir sind uns bewußt, daß es schwierig ist, den wenig anschaulichen Stoff verständlich darzustellen. Die Kenntnis und die theoretischen Zusammenhänge sind aber Voraussetzung für die Überwachung und für die Therapie der mit dem Säure-Basen-Haushalt und den Blutgasen zusammenhängenden Vitalfunktionsstörungen.

Es wurde trotz Verzicht auf allzu große Vereinfachung auf die für die praktische Tätigkeit wichtigen Dinge besonderer Wert gelegt. Wir hoffen, daß sich aus der Lektüre des Heftes ein Gewinn für die tägliche Arbeit ergibt.

Dem Verlag möchten wir danken für die verständnisvolle und umsichtige Erstellung des Heftes. Frau P. Lux und Herrn M. Kailas danken wir für die Hilfe bei der Fertigstellung des Manuskriptes.

Nürnberg, im November 1980             D. Seybold, U. Gessler

# Inhaltsverzeichnis

| | | |
|---|---|---|
| 1. | Einleitung | 1 |
| 2. | **Säure-Basen-Haushalt** | 2 |
| 2.1. | Physikalische Vorbemerkungen | 2 |
| 2.1.1. | Ion, Anion, Kation | 2 |
| 2.1.2. | Dissoziation | 2 |
| 2.1.3. | Dissoziation des Wassers (pH-Wert) | 3 |
| 2.1.4. | Säure, Basen | 3 |
| 2.1.5. | Pufferung einer Lösung | 4 |
| 2.1.6. | Salze | 5 |
| 2.1.7. | Hydrolyse | 5 |
| 2.2. | Physiologie des Säure-Basen-Haushaltes | 5 |
| 2.2.1. | Zufuhr und Bildung von Säuren und Basen im Stoffwechsel | 5 |
| 2.2.2. | Pufferungssysteme im Blut | 6 |
| 2.2.3. | Regulation des Säure-Basen-Haushaltes | 8 |
| 2.3. | Diagnostik der Störungen des Säure-Basen-Haushaltes | 10 |
| 2.3.1. | Säure-Basen-Status im Blut | 10 |
| 2.3.2. | Gewinnung des Liquor cerebro-spinalis zur Bestimmung des Säure-Basen-Gehaltes | 12 |
| 2.3.3. | Untersuchung des Säure-Basen-Status im Harn und Harnprobengewinnung | 13 |
| 2.4. | Einteilung und Ursachen der Störungen des Säure-Basen-Haushaltes | 13 |
| 2.4.1. | Metabolische und respiratorische Alkalosen und Azidosen | 13 |
| 2.4.2. | Gemischte Störungen | 14 |
| 2.4.3. | Ursachen von Azidosen und Alkalosen | 16 |
| 2.5. | Klinische Symptome der Azidosen und Alkalosen | 17 |
| 2.5.1. | Azidosen | 17 |
| 2.5.2. | Alkalosen | 17 |
| 2.6. | Säure-Basen-Haushalt im Intrazellulärraum und im Liquor cerebrospinalis | 18 |
| 2.6.1. | Intrazellulärer Säure-Basen-Haushalt | 18 |
| 2.6.2. | Säure-Basen-Haushalt im Liquor cerebrospinalis | 18 |
| 2.7. | Beziehung zwischen Säure-Basen- und Kalium-Haushalt | 19 |
| 2.8. | Spezielle Krankheitsbilder mit Störungen des Säure-Basen-Haushaltes | 20 |

2.8.1. Kreislaufstillstand und Kreislaufschock . . . . . . . . . . . 20
2.8.2. Säure-Basen-Haushalt in der Perinatal-Periode . . . . . . 21
2.8.3. Coma diabeticum . . . . . . . . . . . . . . . . . . . . . . . . 21
2.8.4. Nierenerkrankungen . . . . . . . . . . . . . . . . . . . . . . 22
2.8.5. Endokrine Erkrankungen . . . . . . . . . . . . . . . . . . . 23
2.8.6. Metabolische Alkalose und Azidose durch Diuretika . . . . 23
2.8.7. Subtraktions- und Additions-Alkalosen bzw. -Azidosen . . 23
2.8.8. Respiratorische Störungen des Säure-Basen-Haushaltes . . 24
2.9. Therapie der Störungen des Säure-Basen-Haushaltes . . . . 25
2.9.1. Therapie der metabolischen Azidose . . . . . . . . . . . . . 25
2.9.2. Therapie der metabolischen Alkalose . . . . . . . . . . . . 27
2.9.3. Therapie der respiratorischen Alkalose . . . . . . . . . . . 29
2.9.4. Therapie der respiratorischen Azidose . . . . . . . . . . . . 29

3. **Blutgase** . . . . . . . . . . . . . . . . . . . . . . . . . . . . . . 30
3.1. Physikalische und physiologische Vorbemerkungen . . . . 30
3.1.1. Begriff des Partialdruckes . . . . . . . . . . . . . . . . . . . 30
3.1.2. Sauerstofftransportkapazität . . . . . . . . . . . . . . . . . 30
3.1.3. Sauerstoffdissoziationskurve . . . . . . . . . . . . . . . . . 32
3.1.4. Transport von Sauerstoff im Blut . . . . . . . . . . . . . . 32
3.1.5. Transport von Kohlendioxid im Blut . . . . . . . . . . . . 33
3.1.6. Regulation der Atmung . . . . . . . . . . . . . . . . . . . . 33

3.2. Diagnostische Kriterien zur Beurteilung
des Sauerstofftransportes . . . . . . . . . . . . . . . . . . . 33
3.2.1. Sauerstoffpartialdruck . . . . . . . . . . . . . . . . . . . . 33
3.2.2. Sauerstoffsättigung . . . . . . . . . . . . . . . . . . . . . . 35
3.2.3. Sauerstoffgehalt . . . . . . . . . . . . . . . . . . . . . . . . 35

3.3. Störungen des pulmonalen Gasaustausches . . . . . . . . . 35
3.3.1. Generelle alveoläre Hypoventilation . . . . . . . . . . . . . 35
3.3.2. Verteilungsstörung . . . . . . . . . . . . . . . . . . . . . . . 35
3.3.3. Intrapulmonale funktionelle Shuntverbindungen . . . . . . 36
3.3.4. Diffusionsstörungen . . . . . . . . . . . . . . . . . . . . . . 37

3.4. Therapie der respiratorischen Insuffizienz . . . . . . . . . . 37

4. **Prinzipien der Untersuchungsmethoden
   des Säure-Basen-Haushaltes und der Blutgase** . . . . . . . 39
4.1. Bestimmung des pH-Wertes . . . . . . . . . . . . . . . . . 39
4.1.1. pH-Indikatoren . . . . . . . . . . . . . . . . . . . . . . . . 39
4.1.2. Messung des pH-Wertes mit pH-Glaselektroden . . . . . . 39

4.2. Bestimmung der Kohlensäuredioxid-Spannung ($pCO_2$) . . . 40

4.3. Bestimmung des vollständigen Säure-Basen-Status . . . . . 41
4.3.1. Indirekte Methode zur Bestimmung des vollständigen
Säure-Basen-Status . . . . . . . . . . . . . . . . . . . . . . 41
4.3.2. Direkte Methode zur Bestimmung der Parameter des
Säure-Basen-Status . . . . . . . . . . . . . . . . . . . . . . 41
4.3.3. Kontinuierliche Messung der Parameter
des Säure-Basen-Status . . . . . . . . . . . . . . . . . . . . 41

| 4.4. | Bestimmungsmethoden zur Untersuchung der Sauerstoffparameter | 43 |
|---|---|---|
| 4.4.1. | pO$_2$ Meßelektroden | 43 |
| 4.4.2. | Transkutane Messung des Sauerstoffpartialdruckes | 43 |
| 4.4.3. | Oxymetrische Bestimmung der Sauerstoffsättigung | 44 |
| 4.5. | Laktatbestimmung | 45 |
| **5.** | **Sachverzeichnis** | 47 |

# 1. Einleitung

Die Konstanz des inneren Milieus, d. h. der physikalisch-chemischen Eigenschaften der die Zelle umgebenden Flüssigkeit, ist für die Aufrechterhaltung aller Lebensvorgänge absolut notwendig. Dazu gehören die Konstanz der Osmolalität, die Konstanz der Ionenverteilung und die Konstanz der Wasserstoffionenkonzentration.

Die Ähnlichkeit der ionalen Zusammensetzung der Körperflüssigkeiten der heute lebenden Wirbeltiere ist ein Erbteil der gemeinsamen Vorfahren. Vor mehreren Hundert Millionen Jahren hatte das Urmeer für die in ihm lebenden niederen Lebewesen die Funktion des „inneren Milieus". Die Zellfunktionen waren an die damals herrschenden äußeren Bedingungen optimal angepaßt. Im Laufe der geologischen Umwälzungen hat das Urmeer eine weitgehende Veränderung seiner Zusammensetzung erfahren; mit Bildung der Eiskappen an Antarktis und Arktis stieg der Salzgehalt des Meeres an, der Kohlendioxid-Gehalt der Athmosphäre verringerte sich mit der Entwicklung der Wälder der Carbonzeit, der Bikarbonat-Gehalt des Wassers verminderte sich mit Bildung der heutigen riesigen Kalksteinlager. Die an die Eigenschaften des Urmeeres angepaßten Lebewesen konnten nur weiterexistieren, wenn sie diesen Veränderungen des sie umgebenden Milieus damit begegneten, daß sie einen Teil des äußeren Milieus in ihre Körperhülle einschlossen und gleichzeitig Mechanismen entwickelten, die die Konstanz der Zusammensetzung der Körperflüssigkeiten garantierten. Der Extrazellulärraum ist entwicklungsgeschichtlich betrachtet ein durch die Körperhülle abgegrenzter Teil des Urmeeres.

Wesentlicher Teil der Konstanz des inneren Milieus ist die Konstanz der Wasserstoffionenkonzentration. Diese wird aufrechterhalten, obwohl mit der Nahrung und dem Stoffwechsel ständig Säuren und Basen in wechselnder Menge anfallen. Die Wasserstoffionenkonzentration wird durch die Pufferungsfähigkeit der Körperflüssigkeiten, durch die respiratorischen Kompensationsvorgänge und durch die renale Säure- und Basen-Ausscheidung reguliert.

Eng mit dem Säure-Basen-Haushalt verknüpft ist der Blutgasstoffwechsel. Die Verknüpfung besteht darin, daß die Bildung und der Transport von Kohlendioxid mit dem Sauerstoff-Transport eng verbunden ist und daß das Kohlensäurebikarbonat-System ein wichtiger Puffer des Säure-Basen-Haushaltes darstellt.

Trotz der engen Verbindung der Physiologie und der Pathophysiologie des Säure-Basen-Haushaltes und des Blutgasaustausches sollen aus didaktischen Gründen zunächst die Physiologie und die Störungen des Säure-Basen-Haushaltes besprochen werden und getrennt davon die Physiologie und die Pathophysiologie des Gasaustausches.

# 2. Säure-Basen-Haushalt

## 2.1. Physikalische Vorbemerkungen

### 2.1.1. Ion, Anion, Kation

Wenn ein Atom aus seiner Elektronenschale ein Elektron abgibt oder aufnimmt, wird es zu einem Ion (Abb. 1). Ein Atom mit einem zusätzlich aufgenommenen Elektron ist negativ geladen, es wird als Anion bezeichnet, das Atom mit einem fehlenden Elektron ist positiv geladen und heißt Kation. Die Bezeichnung Anion bzw. Kation ergibt sich daher, daß im elektrischen Feld das Kation zum negativ geladenen Pol (= Kathode) und das Anion zum positiv geladenen Pol (= Anode) wandert (Abb. 2).

### 2.1.2. Dissoziation

Substanzen, die in wäßriger Lösung in elektrisch geladene Teilchen (= Ionen) dissoziieren (zerfallen), werden Elektrolyte genannt. Jedes Elektrolyt zerfällt in zwei entgegengesetzt geladene Ionen, ein positives Kation und ein negatives Anion. Wenn Kochsalz im Wasser gelöst wird, zerfällt (dissoziiert) es in voneinander weitgehend unabhängige Natrium-Kationen und Chloranionen. Säuren, Basen und Salze können in dieser Weise elektrolytisch dissoziieren (zerfallen).

Starke Elektrolyte dissoziieren in wäßriger Lösung nahezu vollständig, schwache Elektrolyte sind in wäßriger Lösung nur teilweise dissoziiert (Abb. 3).

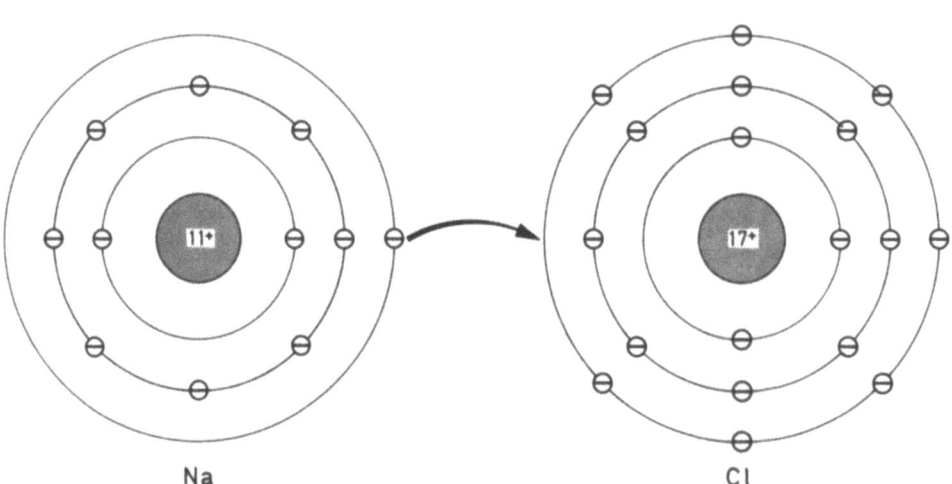

**Abb. 1.** Der Kern eines Natrium-Atoms enthält 11 Positronen, auf den Elektronenschalen befinden sich 11 negativ geladene Elektronen. Beim Chlor-Atom stehen 17 Positronen des Kernes 17 Elektronen gegenüber. Bei gleicher Anzahl von Positronen und Elektronen sind Atome elektrisch neutral. Bei der Dissoziation des Kochsalzes gibt das Natrium-Atom ein Elektron an das Chlor-Atom ab. Das Natrium-Ion ist dann positiv geladen (Kation), das Chlor-Ion negativ (Anion)

## 2.1.3. Dissoziation des Wassers (pH-Wert)

Reines Wasser ist zu einem sehr kleinen Teil dissoziiert, d. h. ein sehr geringer Teil des Wassers ($H_2O$) besteht aus positiven $H^+$-Kationen ($H^+$) und negativ geladenen $OH^-$-Anionen ($OH^-$). Dabei ist das Verhältnis zwischen der Anzahl der $H^+$- und $OH^-$-Ionen zur Anzahl der nicht-dissoziierten Wassermoleküle immer konstant:

$$\frac{H^+ \times OH^-}{H_2O} = \text{konstant.}$$

Die Menge von dissoziierten Wasserstoffkationen ($H^+$) und von Wasserstoffanionen ($OH^-$) beträgt in allen wäßrigen Lösungen $10^{-14}$ Val/l.

Der pH-Wert ist der negative Logarhythmus der $H^+$-Ionenkonzentration in einer Lösung. Bei einer Konzentration von $H^+$-Kationen und $OH^-$-Anionen von je $10^{-7}$ (d. h. 0,000 000 1) mval/l beträgt der pH-Wert 7. Diese Lösung reagiert neutral, denn die Menge der $H^+$-Kationen ($10^{-7}$ mval/l) ist gleich der Menge von $OH^-$-Anionen ($10^{-7}$ mval/l), da das Produkt aus beiden stets $10^{-14}$ ergeben muß.

In einer sauren Lösung ist die $H^+$-Kationen-Konzentration gegenüber der $OH^-$-Anionen-Konzentration erhöht, im basischen Bereich entsprechend vermindert. Bei einem pH 3 beträgt die $H^+$-Kationen-Konzentration beispielsweise $10^{-3}$ (0,001) mval/l und entsprechend $10^{-11}$ mval/l $OH^-$-Anionen, das Produkt aus beiden muß wiederum den konstanten Wert von $10^{-14}$ ergeben.

In Tabelle 1 ist die $H^+$-Kationen- und $OH^-$-Anionenkonzentration für jeden pH-Wert angegeben.

In dem mit dem Leben zu vereinbarenden pH-Bereich zwischen 6,8 und 7,8 schwankt die $H^+$-Kationenkonzentration zwischen 0,000 000 016 und 0,000 000 125 Val/l ($\triangleq$ 16 und 125 nVal/l).

## 2.1.4. Säure, Basen

Eine Lösung, die ebenso viele $H^+$-Kationen wie $OH^-$-Anionen enthält, reagiert neutral. Enthält sie mehr $H^+$-Kationen als $OH^-$-Anionen, reagiert sie sauer. Entsprechend reagiert eine Lösung basisch, wenn sie mehr $OH^-$-Anionen als $H^+$-Kationen enthält.

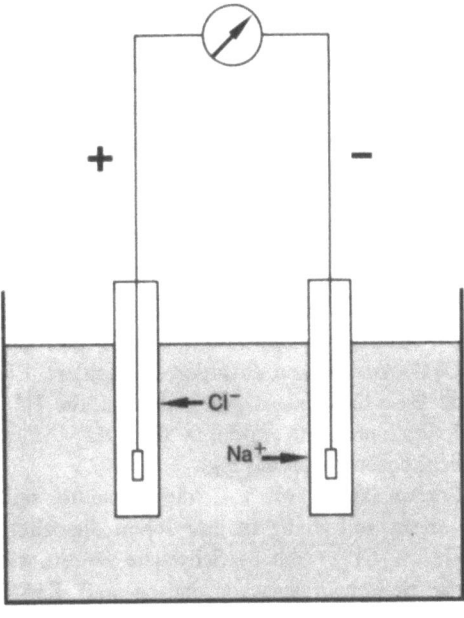

**Abb. 2.** Schema der Hydrolyse: Werden eine Anode (positiv) und eine Kathode (negativ) in eine Elektrolyt-Lösung eingetaucht, so wandern die positiv geladenen Ionen (z. B. $Na^+$) zur Kathode und die negativ geladenen Anionen (z. B. $Cl^-$) zur Anode

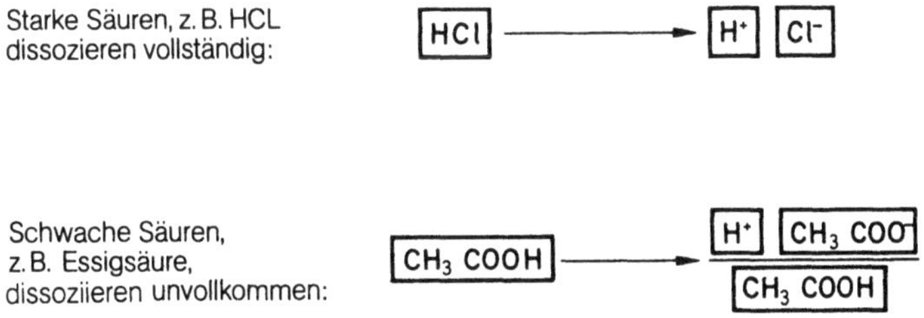

**Abb. 3.** Starke und schwache Säuren: Starke Säuren dissoziieren vollständig in Wasserstoffionen und Säurerest. Schwache Säuren dissoziieren nur unvollständig

Starke Säuren, z. B. HCL dissozieren vollständig:

HCl ⟶ $H^+$ | $Cl^-$

Schwache Säuren, z. B. Essigsäure, dissozieren unvollkommen:

$CH_3COOH$ ⟶ $H^+$ | $CH_3COO^-$ / $CH_3COOH$

**Tabelle 1.** Wasserstoffionenkonzentration und Anionenkonzentration in Val/l in wäßrigen Lösungen mit einem pH zwischen 1 und 14

|  |  |  | H$^+$ Ionenkonzentration Val/l | OH$^-$ Ionenkonzentration Val/l |
|---|---|---|---|---|
| ↑ basisch ↓ | pH | 1 | $10^{-1}$ ≙ 0,1 | $10^{-13}$ ≙ 0,000 000 000 000 1 |
|  |  | 2 | $10^{-2}$ ≙ 0,01 | $10^{-12}$ ≙ 0,000 000 000 001 |
|  |  | 3 | $10^{-3}$ ≙ 0,001 | $10^{-11}$ ≙ 0,000 000 000 01 |
|  |  | 4 | $10^{-4}$ ≙ 0,0001 | $10^{-10}$ ≙ 0,000 000 000 1 |
|  |  | 5 | $10^{-5}$ ≙ 0,00001 | $10^{-9}$ ≙ 0,000 000 001 |
|  |  | 6 | $10^{-6}$ ≙ 0,000001 | $10^{-8}$ ≙ 0,000 000 01 |
| neutral |  | 7 | $10^{-7}$ ≙ 0,000 000 1 | $10^{-7}$ ≙ 0,000 000 1 |
| ↑ sauer ↓ |  | 8 | $10^{-8}$ ≙ 0,000 000 01 | $10^{-6}$ ≙ 0,000 001 |
|  |  | 9 | $10^{-9}$ ≙ 0,000 000 001 | $10^{-5}$ ≙ 0,000 01 |
|  |  | 10 | $10^{-10}$ ≙ 0,000 000 000 1 | $10^{-4}$ ≙ 0,000 1 |
|  |  | 11 | $10^{-11}$ ≙ 0,000 000 000 01 | $10^{-3}$ ≙ 0,001 |
|  |  | 12 | $10^{-12}$ ≙ 0,000 000 000 001 | $10^{-2}$ ≙ 0,01 |
|  |  | 13 | $10^{-13}$ ≙ 0,000 000 000 000 1 | $10^{-1}$ ≙ 0,1 |
|  |  | 14 | $10^{-14}$ ≙ 0,000 000 000 000 01 | $10^{0}$ ≙ 1 |

Ionenprodukt aus H$^+$ und OH$^-$ ist immer konstant:
$10^{-14}$ ≙ 0,000 000 000 000 01 Val/l

Eine Säure ist eine Substanz, die in wäßriger Lösung H$^+$-Ionen freisetzt. Dadurch wird die H$^+$-Kationenkonzentration erhöht und die OH$^-$-Anionenkonzentration vermindert. Eine Base dagegen ist eine Substanz, die H$^+$-Ionen aufnimmt, wodurch die OH$^-$-Anionenkonzentration ansteigt.
Starke Säuren, wie z. B. die Salzsäure, sind nahezu vollständig in ihre Ionen dissoziiert (H$^+$ + Cl$^-$) (Abb. 3). Schwache Säuren, wie die meisten organischen Säuren, z. B. Essigsäure, sind in der Regel nur schwach dissoziiert. Entsprechend unterscheiden wir starke und schwache Basen.

### 2.1.5. Pufferung einer Lösung

Führt man neutralem Wasser eine kleine Menge Säure zu, so resultiert daraus eine beträchtliche Änderung des pH-Wertes. Eine Lösung mit Puffereigenschaften dagegen hat die Fähigkeit, die zugeführte H$^+$-Ionenmenge so abzupuffern, daß es zu keiner oder nur zu einer sehr geringfügigen Änderung des pH-Wertes kommt. Eine Lösung mit Puffereigenschaften entsteht beispielsweise durch das Zusammenwirken einer schwachen Säure oder einer schwachen Base mit deren Salzen. Eine solche Lösung wird Puffergemisch oder Puffersystem genannt.

**Beispiele**

Das Prinzip eines Puffers soll am Natriumazetatpuffer dargestellt werden. Ein Natriumazetatpuffer ist eine Mischung aus der schwachen, wenig dissoziierten Essigsäure und deren stark dissoziiertes Natriumsalz, dem Natriumazetat.
In dieser Lösung finden sich die nicht-dissoziierte Essigsäure (CH$_3$COOH), dissoziierte Essigsäureionen (CH$_3$COO$^-$), Wasserstoffkationen (H$^+$), Natriumkationen (Na$^+$) und nicht-dissoziiertes Natriumazetat (CH$_3$COONa).
Zwischen dissoziierter Essigsäure (CH$_3$COO$^-$ × H$^+$) und nicht-dissoziierter Essigsäure (CH$_3$COOH) stellt sich ein Gleichgewicht ein:

$$\frac{CH_3COO^- \times H^+}{CH_3COOH} = \text{konstant.}$$

Ebenso bildet sich ein Gleichgewicht zwischen dem nicht-dissoziierten Natriumazetat und dem Essigsäureanion und dem Natriumkation des dissoziierten Natriumazetates:

$$\frac{CH_3COO^- \times Na^+}{CH_3COONa} = \text{konstant.}$$

In diesem Gemisch besteht stets ein konstantes Verhältnis zwischen den einzelnen Komponenten. Dabei ist Essigsäure als schwache Säure wenig dissoziiert, das Natriumazetat weitgehend dissoziiert:

$CH_3COOH \leftrightharpoons CH_3COO^- + H^+ + Na \leftrightharpoons CH_3COONa$
Essigsäure　　　　　　　　　　　　　　Natriumazetat

Fügt man diesem System Säure zu, so wird das Dissoziationsgleichgewicht zwischen Essigsäure und Azetat gestört. Damit das Gleichgewicht zwischen Azetat und Essigsäure wieder hergestellt werden kann, verbinden sich die zugeführten $H^+$-Ionen mit freien Azetatanionen ($CH_3COO^-$) zu nicht-dissoziierter Essigsäure ($CH_3COOH$). Die zugeführten $H^+$-Kationen werden somit in der nicht-dissoziierten Essigsäure gebunden. Die aktuelle $H^+$-Ionenkonzentration in der Lösung, d. h. der pH-Wert, wird nicht oder nur unbedeutend verändert.

$$CH_3COOH \rightleftarrows CH_3COO^- + H^+ + Na^+ \leftrightharpoons CH_3COONa$$
　　　　　　　　　　　　$H^+$ zugeführt

Ähnlich funktioniert das System zur Pufferung von Basen.
Werden $OH^-$-Anionen zugeführt, so werden $H^+$-Ionen unter Wasserbildung ($H_2O$) eliminiert. Um das Dissoziationsgleichgewicht zwischen Azetat und Essigsäure wieder herzustellen, dissoziiert Essigsäure ($CH_3COOH$) in Azetatanionen ($CH_3COO^-$) und $H^+$-Kationen, wodurch die Wasserstoffkationenkonzentration, der pH-Wert, gegen die Änderung verteidigt wird.

$$HC_3COOH \leftrightharpoons CH_3COO^- + H^+ + Na^+ \leftrightharpoons CH_3COONa$$
　　　　　　　　　　　　　　　　　$H_2O$
　　　　　　　　　$OH^-$ zugeführt.

## 2.1.6. Salze

Säuren und Basen sind in wäßriger Lösung nebeneinander nicht existenzfähig. Sie reagieren sofort miteinander unter Bildung von Salzen. So entsteht aus Salzsäure und Natronlauge Natriumchlorid.

$HCL + NaOH \rightarrow NaCl + H_2O$

Den Vorgang der Salzbildung:

Säure + Base → Salz + Wasser

bezeichnet man als Neutralisation. Beim Neutralisationsvorgang verbindet sich das Wasserstoffkation ($H^+$) und das Hydroxylanion ($OH^-$) zu einem nicht-dissoziierten Wassermolekül ($H_2O$).

## 2.1.7. Hydrolyse

Die Dissoziation des Wassers hat, wenn sie auch geringfügig ist, einen erheblichen Einfluß auf die Reaktion gelöster Salze.
Salze aus verschieden starken Säuren und Basen reagieren in wäßriger Lösung sauer oder alkalisch, je nachdem, ob es sich um ein Salz einer starken Säure mit einer schwachen Base oder um ein Salz einer starken Base mit einer schwachen Säure handelt. Salze aus gleichstarken Säuren und Basen reagieren dagegen stets neutral.

## 2.2. Physiologie des Säure-Basen-Haushaltes

### 2.2.1. Zufuhr und Bildung von Säuren und Basen im Stoffwechsel

Ein Gleichgewicht im Säure-Basen-Haushalt setzt eine ausgeglichene Bilanz zwischen Zufuhr, Bildung und Ausscheidung von Säuren und Basen voraus (Abb. 4).
Mit der Nahrung werden dem Organismus Säuren und Basen zugeführt. Bei normaler Kost fallen pro Tag ca. 140 mval Säure und 60 mval Basen an, so daß eine durchschnittliche tägliche Säurebelastung von etwa 80 mval

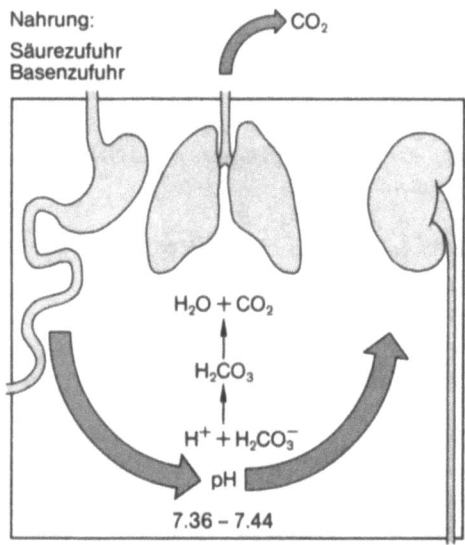

Abb. 4. Regulation des Säure-Basen-Haushaltes: Die Säure-Basen-Ausscheidung über die Nieren entspricht bei ausgeglichener Bilanz der Zufuhr mit der Nahrung. Extrarenale Verluste (z. B. enterale Verluste, Schweißabsonderungen) spielen unter physiologischen Verhältnissen keine Rolle. Der pH-Wert des Extrazellulärraumes wird auch bei akuter Säure- oder Basenbelastung konstant gehalten zwischen 7,36 und 7,44. Dabei werden die Pufferungssysteme in Anspruch genommen. Von großer Bedeutung ist die respiratorische Kompensation metabolisch bedingter Änderungen des pH-Wertes durch Kohlensäureabatmung

durch die Nahrungsaufnahme erfolgt. Die wesentlichste Quelle für die mit der Nahrung zugeführten Säuren ist der Eiweißstoffwechsel. Dabei sind die wesentlichsten Säurequellen die schwefelhaltigen und phosphathaltigen Eiweißbausteine wie Methionin, Cystiin, Cystin und die Phosphorsäureester.

Darüber hinaus wird der Organismus durch Säuren belastet, die im Stoffwechsel entstehen, z. B. durch die Milchsäurebildung. Unter physiologischen Bedingungen spielen diese Säuren jedoch keine wesentliche Rolle. Eine Säurebelastung durch Milchsäurebildung liegt aber bei körperlicher Anstrengung oder bei Sauerstoffmangel vor. Unter pathologischen Bedingungen, z. B. bei der diabetischen Stoffwechselstörung, liegt eine Säurebelastung durch im Stoffwechsel entstehende Säuren

wie die Azetessigsäure oder die $\beta$-Hydroxybuttersäure vor.

Bei der Bildung von Kohlendioxid ($CO_2$) im Stoffwechsel werden große Mengen Säure gebildet, da aus Kohlendioxid zusammen mit Wasser Kohlensäure entsteht:

$(CO_2 + H_2O \rightarrow H_2CO_3)$.

Kohlensäure ($H_2CO_3$) gibt als Säure $H^+$-Ionen ab:

$H_2CO_3 \rightarrow H^+ + HCO_3$.

Aus 1 mmol $CO_2$ entstehen so 0,9 mval $H^+$-Ionen. Da bereits in Ruhe ca. 1400 mmol Kohlendioxid ($CO_2$)/24 h gebildet werden, ist verständlich, daß eine Unterbrechung des $CO_2$-Abtransportes aus dem Gewebe oder eine kurzfristige Unterbrechung der $CO_2$-Abatmung zu einer Anhäufung von $H^+$-Ionen führt. Normalerweise findet sich ein Gleichgewicht zwischen der Bildung des Kohlendioxids im Stoffwechsel und seiner Abatmung über die Lunge.

Das Säure-Basen-Gleichgewicht wird von der Atmung und von der Nierenfunktion reguliert. Dabei übernimmt die Lunge die Ausscheidung der flüchtigen Kohlensäure als Kohlendioxid, die Niere übernimmt die Regulation des pH-Wertes der Extrazellulärflüssigkeit durch Ausscheidung der zugeführten ausscheidungspflichtigen Säuren und Basen.

## 2.2.2. Pufferungssysteme im Blut

Da im physiologischen pH-Bereich der Extrazellulärflüssigkeit zwischen 7,35 und 7,45 die H-Ionenkonzentration sehr gering ist und kleine Änderungen der $H^+$-Ionenkonzentration bereits zu großen Änderungen des pH-Wertes führen müßten, und da die Regulationsvorgänge der Säure- und Basenausscheidung, insbesondere an der Niere, jeweils mit einer gewissen zeitlichen Verzögerung verbunden sind, ist eine geordnete Zellfunktion nur möglich, wenn durch geeignete Pufferungsvorgänge das pH des Extrazellulärraumes konstant gehalten wird, trotz dem plötzlichen Anfall von Säuren oder Basen.

Die Gesamtpufferkapazität des Blutes ergibt

sich als Summe der Pufferkapazitäten verschiedener Puffersysteme im Blut. Das wichtigste Pufferungssystem ist das Natriumbikarbonat-System. Demgegenübergestellt sind die Nicht-Bikarbonatpuffer.

### 2.2.2.1. Nichtbikarbonatpuffer

Wichtigste Komponente sind die Eiweißkörper, insbesondere das Hämoglobin und die Plasmaproteine sowie die Phosphate. Proteine können als Pufferungssystem dienen, da die Aminosäuren als schwache Säuren bzw. als schwache Basen wirken. Die Nichtbikarbonatpuffer reagieren bei einer Säurebelastung in ähnlicher Weise wie der o. g. Azetatpuffer. Bei einer Säurebelastung werden die zugeführten $H^+$-Ionen an die dissoziierten Säurereste gebunden. Dadurch wird der pH-Wert konstant gehalten.

### 2.2.2.2. Natriumbikarbonatpuffersystem

Im Natriumbikarbonatpuffersystem stellt sich ein Gleichgewicht zwischen Kohlendioxid ($CO_2$) und Wasser ($H_2O$) mit dissoziiertem Bikarbonat ($HCO_3^-$) und undissoziierter Kohlensäure ($H_2CO_3$) ein:

$$H^+ + HCO_3^- \rightleftharpoons H_2CO_3 \rightleftharpoons H_2O + CO_2$$
Bikarbonat    Kohlensäure    Kohlendioxid

Bei Säurezufuhr ($H^+$) puffert dieses System durch Bildung nicht-dissoziierter Kohlensäure. Kohlensäure steht im Gleichgewicht mit Kohlendioxid und Wasser.

$$\begin{array}{c} H^+ \\ H^+ + HCO_3^- \rightleftharpoons H_2CO_3 \rightleftharpoons H_2O + CO_2 \end{array}$$

Bei einer Basenbelastung reagiert das zugeführte $OH^-$-Anion mit dem Wasserstoff-Ion unter Wasserbildung. Durch zusätzliche Dissoziation der Kohlensäure wird die Wasserstoffionenkonzentration wieder auf den ursprünglichen Wert gebracht, der pH-Wert gegen Änderung verteidigt.

$$H^+ + HCO_3^- \rightleftharpoons H_2CO_3 \rightleftharpoons CO_2 + H_2O$$
$H_2O$
$\uparrow$
$OH^-$

Der aktuelle pH-Wert ergibt sich aus dem Verhältnis zwischen Bikarbonat und Kohlensäure.

$$pH = \frac{HCO_3^-}{H_2CO_3} \times K \text{ (Konstante)}$$

(Henderson-Hasselbalchsche Gleichung)

Daraus ist zu erkennen, daß das Natriumbikarbonatpuffersystem nicht nur durch eine Änderung der Wasserstoffionenkonzentration und der Hydroxylionen (also durch metabolische Einflüsse) beeinflußt wird, sondern daß respiratorische Vorgänge das Gleichgewicht in diesem Puffersystem ebenfalls beeinflussen müssen. Bei vermehrter Abatmung von Kohlendioxid und damit Verminderung der Kohlensäure, wird der Quotient aus Bikarbonat und Kohlensäure größer, der pH-Wert steigt an. Bei einer verminderten Abatmung von Kohlendioxid über die Lunge bei erhöhtem Kohlendioxidgehalt und Anstieg der Kohlensäurekonzentration vermindert sich der Quotient aus Bikarbonat und Kohlensäure, der pH-Wert wird kleiner, er verschiebt sich zum Sauren hin. Mittels dieses Regelmechanismus kann über die Atmung durch vermehrte oder verminderte Abatmung von Kohlendioxid ($CO_2$) der pH-Wert des Blutes reguliert werden.

Aus der Henderson-Hasselbalchschen Gleichung geht auch hervor, daß einer Veränderung des pH-Wertes als Folge einer Änderung der Kohlensäurekonzentration entgegengewirkt werden kann, wenn sich die Bikarbonatkonzentration gleichsinnig und gleichzeitig ändert. Eine Abnahme des pH-Wertes durch Zunahme der Kohlensäurekonzentration kann durch eine gleichzeitige Erhöhung der Bikarbonatkonzentration kompensiert werden. Man nennt diesen Vorgang eine metabolische Kompensation einer respiratorischen Azidose (s. Kapitel 2. 4. 1).

Die große Bedeutung des Natriumbikarbonatpuffersystems für die Aufrechterhaltung des Säure-Basen-Haushaltes besteht darin, daß seine Pufferungskapazität bei der hohen Bikarbonatkonzentration im Blut groß ist und daß mit Hilfe dieses Pufferungssystemes die Wasserstoffionenkonzentration des Blutes auch respiratorisch beeinflußt werden kann durch vermehrte oder verminderte Abatmung von Kohlendioxid.

## 2.2.3. Regulation des Säure-Basen-Haushaltes

### 2.3.3.1. Respiratorische Regulation

Der Kohlendioxidgehalt des Blutes wird mit der Atmung reguliert (s. Kapitel 3. 1. 6). Dadurch wird die im Stoffwechsel gebildete Kohlensäure eliminiert. Darüber hinaus kann über die respiratorisch bedingten Änderungen des Kohlendioxidgehaltes des Blutes entsprechend den aufgezeigten Eigenschaften des Bikarbonatpuffersystems das aktuelle Blut-pH reguliert werden. Bei einer Säurebelastung wird dem pH-Abfall durch vermehrte Abatmung von Kohlendioxid kompensatorisch entgegengewirkt und der pH-Wert wieder normalisiert. Bei einer Basenbelastung wird der Erhöhung des pH-Wertes durch verminderte $CO_2$-Abatmung entgegengewirkt und der pH-Wert ebenfalls wieder normalisiert. Diese respiratorischen Kompensationsvorgänge sind deshalb von großer Bedeutung, da sie ohne wesentliche zeitliche Verzögerung wirksam werden können.

### 2.2.3.2. Renale Regulation des Säure-Basen-Haushaltes

Das wichtigste Regelorgan für den Säure-Basen-Haushalt ist die Niere. Die Niere kann durch mehrere Vorgänge das Säure-Basen-Gleichgewicht aufrechterhalten. Im Gegensatz zu den respiratorischen Kompensationsmechanismen verlaufen die Regelvorgänge an der Niere träger und folgen den Veränderungen mit einer zeitlichen Verzögerung.

Die Niere reguliert den Säure-Basen-Haushalt durch drei verschiedene Mechanismen der Säure- bzw. Basenausscheidung:

1. die renale Ausscheidung von Bikarbonat
2. die Fähigkeit zur Ausscheidung eines sauren Harnes
3. durch Bildung von Ammoniumsalzen.

*ad 1.*

**Bikarbonatresorption**

Die Resorptionsfähigkeit des Tubulus reicht aus, um das glomerulär filtrierte Bikarbonat vollständig zu resorbieren (Abb. 5). Deshalb enthält der Harn normalerweise kein Bikarbonat. Erst bei Erhöhung der Plasma-Bikarbonatkonzentration oberhalb des Normwertes (zwischen 22 und 26 mval/l) wird die Resorptionskapazität des Tubulus überschritten, so daß mit steigender Plasma-Bikarbonatkonzentration eine zunehmende Bikarbonatausscheidung erfolgt.

Die Bikarbonatresorption wird durch mehrere Faktoren beeinflußt, die bei bestimmten Krankheitszuständen von Bedeutung sind:

1. Änderung des $CO_2$-Partialdruckes: So ist bei einer respiratorischen Insuffizienz mit einer Hyperkapnie (Erhöhung der Kohlensäurespannung im Blut) die Natriumbikarbonatresorption gesteigert, der Plasmabikarbonatgehalt steigt an (s. Abschnitt respiratorische Azidose).

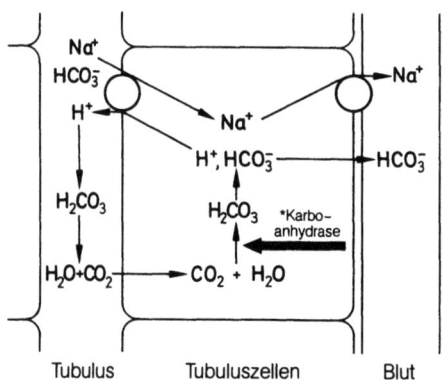

**Abb. 5.** Natriumbikarbonatresorption im Tubulus: Zwischen Tubuluszelle und Tubulus wird Natrium gegen $H^+$-Ionen ausgetauscht. $H^+$-Ionen und Urin-Bikarbonat bilden Kohlensäure, die in Wasser und $CO_2$ zerfällt. $CO_2$ diffundiert in die Zelle zurück. Unter dem Einfluß des Enzyms Karboanhydrase werden Kohlensäure und Bikarbonat neu gebildet. Das Bikarbonat bleibt im Körper. Physiologischerweise enthält der Harn kein Bikarbonat; das in den Tubulus sezernierte Wasserstoffion wird neutralisiert als Wasser ausgeschieden. (Aus Pitts RF [1972] Physiologie der Niere und der Körperflüssigkeiten. Schattauer, Stuttgart New York)

2. **Änderung des Kaliumbestandes des Körpers:** Bei einem Kaliummangel ist die Natriumbikarbonatresorption des Tubulus gesteigert. Deshalb tritt bei Kaliummangel regelmäßig eine erhöhte Plasma-Bikarbonatkonzentration auf.
3. **Wirkung der Mineralokortikoide der Nebennierenrinde:** Aldosteron steigert die Bikarbonatresorption, daraus folgt eine Erhöhung der Plasma-Bikarbonatkonzentration (metabolische Alkalose). Entsprechend ist beim Aldosteronmangel (Addison-Erkrankung) eine verminderte Plasma-Bikarbonatresorption (metabolische Azidose) zu beobachten.

*ad 2.*
### Renale Regulation des Säure-Basen-Haushaltes durch Ausscheidung von Säuren (Abb. 6)

Die Niere kann den Urin-pH durch $H^+$-Ionensekretion im distalen Tubulus bzw. in den Sammelrohren auf einen pH von 4,5 herabsetzen. Die Ausscheidung von $H^+$-Ionen wird dadurch erleichtert, daß im Urin Pufferungssysteme enthalten sind, die im niedrigen pH-Bereich optimale Puffereigenschaften aufweisen, besonders der Phosphatpuffer. Durch Ausscheidung von $H^+$-Ionen über die Niere können 10–30 mval $H^+$-Ionen täglich ausgeschieden werden.

*ad 3.*
### Bildung von Ammoniak

Freies Ammoniak ($NH_3$) nimmt in saurer Lösung $H^+$-Ionen unter Bildung von Ammonium-Ionen ($NH_4^+$) auf. Freies Ammoniak kann durch die Zellwand in die Tubulusflüssigkeit eindringen, das Ammoniumion kann jedoch nicht die Zellwand passieren. Auf diese Weise können Säureionen von der Niere mit dem Harn eliminiert werden, dadurch, daß im Harn $H^+$-Ionen Ammonium bilden, die als Ammoniumsalze ausgeschieden werden können, ohne daß die übrigen Pufferungssysteme des Harns in Anspruch genommen werden müssen. Bei verstärktem Anfall von Säuren im Stoffwechsel kann die Ammoniumausscheidung auf das Zehnfache des Normalen gesteigert werden. Normalerweise werden 30–50 mval Säure pro Tag auf diese Weise ausgeschieden (Abb. 7).

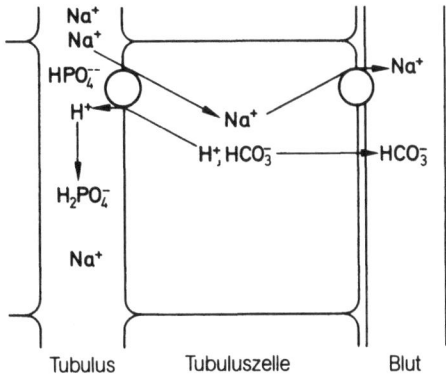

**Abb. 6.** Regulation der renalen Ausscheidung titrierbarer Säuren: Natrium wird von der Tubuluszelle gegen Wasserstoffionen ausgetauscht. Das Wasserstoffion verbindet sich im Tubulusharn mit Phosphatpuffern. Die entstehenden Monophosphorsäuresalze ($H_2PO_4$) sind auch im sauren Harn wenig dissoziiert; auf diese Weise gelangt das in den Tubulusharn sezernierte $H^+$-Ion zur Ausscheidung ohne den Tubulusharn nennenswert anzusäuern. (Aus Pitts RF [1972] Physiologie der Niere und der Körperflüssigkeiten. Schattauer, Stuttgart New York

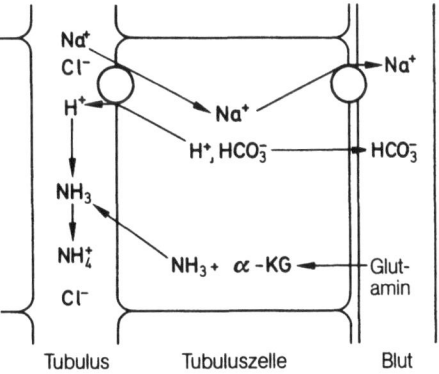

**Abb. 7.** Renale Ausscheidung von Ammoniak: Von der Tubuluszelle wird Natrium gegen Wasserstoffionen ausgetauscht. Das Wasserstoffion verbindet sich mit dem aus der Tubuluszelle stammenden Ammoniak zu Ammonium. Die in den Tubulus sezernierten Wasserstoffionen werden auf diese Weise als Ammoniumsalze mit dem Harn ausgeschieden, ohne daß dabei der pH-Wert des Urins zum Sauren hin verschoben wird. (Aus Pitts RF [1972] Physiologie der Niere und der Körperflüssigkeiten. Schattauer, Stuttgart New York)

## 2.3. Diagnostik der Störungen des Säure-Basen-Haushaltes

### 2.3.1. Säure-Basen-Status im Blut

Zur Beurteilung des Säure-Basen-Status sind folgende Informationen unerläßlich:
1. Aktuelles pH des Blutes, Normalwert 7,36–7,44.
2. $CO_2$-Spannung des Blutes zur Bestimmung der respiratorischen Kompensationsvorgänge (Norm 35–45 mmHg).
3. Ein Wert, der die Pufferungskapazität des Blutes angibt, bzw. die Inanspruchnahme der Pufferungssysteme. Dafür sind geeignet:
   a) Standardbikarbonat: Die Bikarbonatkonzentration im sauerstoffgesättigten Plasma, das bei 37 °C mit einer $CO_2$-Spannung von 40 mmHg äquilibriert ist. (Norm: 20–28 mval/l)
   b) Aktuelles Plasma-Bikarbonat: Bikarbonatkonzentration im anaerob abgenommenen Blut (Norm 24–28 mval/l).
   c) Basenexzeß- bzw. -defizit (BE): Titrierbare Base abzüglich titrierbare Säure bei einem Blut-pH von 7,4 und einer Kohlendioxidspannung von 40 mmHg bei 37 °C (Normwert −3 bis +3 mval/l).

Am gebräuchlichsten ist die Angabe des Plasmabikarbonates bzw. des Basenexzesses. Andere Angaben, wie Pufferbasen, Normalpufferbasen, Total-$CO_2$, haben mehr historische Bedeutung und sind für die Klinik entbehrlich. Mit dem pH-Wert, der Plasma-Kohlendioxidspannung und dem Basenüberschuß bzw. Bikarbonatgehalt liegen ausreichende Informationen für die Diagnostik der Störungen des Säure-Basen-Haushaltes und zu deren Therapie vor (Abb. 8).

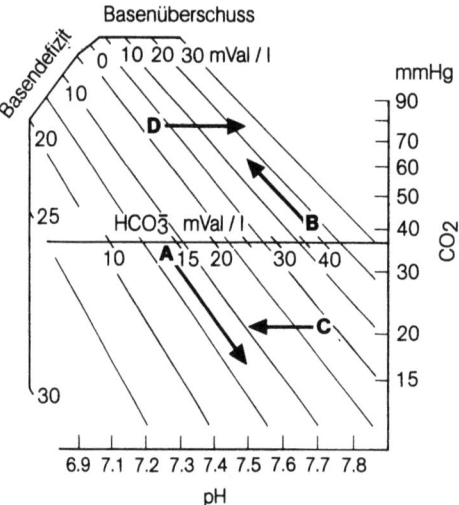

**Abb. 8.** Die Bikarbonatkonzentration und der Basenexzeß bzw. Basenüberschuß ergeben sich aus dem Schnittpunkt einer Waagrechten durch die Ordinate in Höhe der bestimmten Kohlensäurespannung und einer Senkrechten durch den bestimmten pH-Wert auf der Abszisse. Durch diesen Schnittpunkt wird eine Parallele zu den eingezeichneten schräg verlaufenden Linien gezogen. Alle Punkte auf diesen Linien weisen eine gleiche Bikarbonat-Konzentration auf. Die Bikarbonat-Konzentration kann aus dem Schnittpunkt mit der in der Mitte eingezeichneten Skala der Bikarbonatkonzentration abgelesen werden. Ebenso der Basenüberschuß bzw. Basenmangel aus dem Schnittpunkt mit der entsprechenden Skala auf der linken Abszisse. Beispiel: Bei einer $CO_2$-Spannung von 38 mmHg und einem pH-Wert von 7,4 ergibt sich ein Bikarbonat von 20 mval/l oder ein Basenexzeß von −6 mval/l. Eine metabolische Azidose (A) wird durch $CO_2$-Abatmung kompensiert, eine metabolische Alkalose (B) durch $CO_2$-Retention. Analog wird die respiratorische Alkalose (C) durch Bikarbonatausscheidung, die respiratorische Azidose (D) durch Bikarbonatretention kompensiert. (Nach Siggaard Andersen O. Aus: Seybold D, Gessler U [1976] Wasser-Elektrolyt-Säure-Basen-Haushalt. In: Klinik der Gegenwart. Urban & Schwarzenberg, München Berlin Wien)

#### 2.3.1.1. Untersuchungsmaterial

Für die klinischen Untersuchungen zugänglich sind Untersuchungen des Säure-Basen-Haushaltes im Blut, Liquor und Urin.
Das Blut repräsentiert nur die Veränderungen im Extrazellulärraum. Die Untersuchung des Säure-Basen-Haushaltes kann im Vollblut oder auch im Plasma erfolgen. Jedoch müßte das Plasma, um keine Meßfehler zu erhalten, bei 37 °C unter anaeroben Bedingungen zentrifugiert werden. Wegen dieser Schwierigkeit werden die Untersuchungen heute in der Regel im Vollblut durchgeführt. Für die Wahl der Art des zu gewinnenden Vollblutes ist die zu erwartende Störung von Belang:
Bei der Abklärung einer metabolischen Störung genügt bei klinischer Fragestellung eine Untersuchung aus dem Venenblut bei nicht-

gestauten Venen. Die Differenzen der Parameter des Säure-Basen-Haushaltes gegenüber dem arteriellen Blut sind unter diesen Bedingungen gering. Sie betragen für den pH-Wert zwischen 0,01 und 0,03, für die Kohlensäurespannung bis 10 mmHg und für den Basen-Überschuß 2–3 mval/l. Der Vorteil der venösen Abnahme bei der Kontrolle metabolischer Störungen liegt in der leichteren Probengewinnung bei wiederholten Untersuchungen.

Bei einer zu erwartenden respiratorischen Störung, insbesondere wenn die respiratorischen Kompensationsvorgänge der Störungen des Säure-Basen-Haushaltes beurteilt werden sollten und wenn zusätzlich die Sauerstoff-Partialdrücke interessieren, so ist die Gewinnung von Arterienblut bzw. arterialisiertem Kapillarblut erforderlich. Zwischen dem arterialisierten Kapillarblut und dem Arterienblut sind nur geringfügige Differenzen zu erwarten. Der pH-Wert, die Sauerstoff- und Kohlendioxidspannungen stimmen mit guter Genauigkeit zwischen beiden Abnahmemethoden überein. Lediglich bei gestörter Mikrozirkulation im Schock oder bei schwerer Herzinsuffizienz ist die venöse Beimischung zum Kapillarblut so groß, daß eine Arterienpunktion unumgänglich ist. Der Vorteil einer Kapillarblutentnahme liegt vor allem in der beliebigen Wiederholbarkeit bei Verlaufsbeobachtungen.

## 2.3.1.2. Gewinnung von Vollblut

Bei der Gewinnung von Vollblut sind drei Voraussetzungen zu beachten:
1. Bei der Blutentnahme darf die Probe nicht mit Luft in Kontakt kommen, um ein Entweichen von Kohlendioxid und Eindringen von Sauerstoff zu vermeiden.
2. Es darf sich in der Probe zwischen der Blutentnahme und der Messung keine Veränderung der bestimmten Größen ergeben. Voraussetzung dafür ist, daß zwischen Probengewinnung und Untersuchung weniger als 60 min verstreichen.
3. Die Blutprobe kann durch Punktion einer Vene oder einer Arterie erfolgen, oder durch Gewinnung „arterialisierten Kapillarblutes".

Gewinnung der Blutprobe durch direkte Punktion einer Vene oder Arterie:

Punktionsort: Venen: V. cubitalis oder andere Unterarmvenen, V. femoralis, obere Hohlvene bei liegendem Cava-Katheter (mehrere $cm^3$ vorher verwerfen).

Arterien: A. cubitalis, A. radialis, A. femoralis.

Nach Hautdesinfektion direkte Punktion des Gefäßes mit einer Nadel und aufgesetzter Spritze. Bei Punktion einer Vene keine Stauung anlegen bzw. das Blut erst nach mehrminütiger Entstauung entnehmen.

Verwendet werden können Plastikspritzen und Glasspritzen; Plastikspritzen haben den Nachteil, daß im Laufe der Zeit $CO_2$ durch die Wand in die Umgebung diffundieren kann. Glasspritzen vermeiden diesen Nachteil, jedoch muß der Konus einer Glasspritze sorgsam mit Paraffinöl abgedichtet werden. Reinigung und Desinfektion von Glasspritzen sind aufwendig. Für klinische Belange genügen Untersuchungen mit Plastikspritzen, wenn nicht viel Zeit zwischen Blutentnahme und Untersuchung verstreicht.

Vor der Punktion wird eine kleine Menge Heparin in die Spritze aufgezogen. Der Kolben der Spritze wird mit Heparin benetzt – dadurch, daß der Kolben mehrfach auf- und abbewegt wird. Danach wird das restliche Heparin ausgespritzt. Zu große Heparinmengen verändern den pH-Wert des Blutes.

Bei der Blutentnahme ist darauf zu achten, daß keine Luftblase in die Blutprobe gerät. Meßfehler sind sonst unvermeidlich. Aus demselben Grunde sollte die Spritze verschlossen zur Untersuchung gelangen, am besten durch Abbiegen der Punktionsnadel.

Manuelle Kompression unter Anlage eines Kompressionsverbandes ist nach Arterienpunktion insbesondere bei antikoagulierten Patienten unerläßlich!

Wird die Blutprobe nicht unmittelbar zur Untersuchung verwendet, müssen vor der Untersuchung die Erythrozyten durch mehrfaches Hin- und Herkippen der Spritzen um die Vertikale resuspendiert werden.

Säure-Basen-Haushalt

### 2.3.1.3. Gewinnung arterialisierten Kapillarblutes

Kapillarblut aus hyperämisierten Hautregionen entspricht in seiner Zusammensetzung weitgehend arteriellem Blut, da dieses Kapillarblut vorwiegend aus Arteriolen stammt.

Entnahmeort: Ohrläppchen, Fingerbeere, bei Säuglingen Ferse.

Nach Einreiben der Hautregion mit einer hyperämisierenden Salbe (z. B. Finalgon), 5 min später Hautdesinfektion. Inzision der Haut mit einer Einweglanzette. Das Blut muß frei austreten. Quetschen des Ohrläppchens verfälscht die Meßergebnisse. Der erste austretende Blutstropfen wird verworfen, die Kapillare wird in die Mitte des austretenden Bluttropfens gehalten. Nach Füllen der Kapillare wird eine Seite durch Kittmasse verschlossen. In die andere Seite der Kapillare wird ein Stahlstift eingeführt und danach auch diese Seite mit einer Kittmasse verschlossen. Die zur Verfügung stehenden Kapillaren sind bereits bei der Herstellung mit Heparin benetzt, so daß ein Zusatz von Heparin vor der Untersuchung nicht mehr erforderlich ist. Die Kapillare wird zur Untersuchung ins Labor getragen. Vor der Untersuchung müssen die Erythrozyten resuspendiert werden – dadurch, daß der eingeführte Stahlstift mit einem von außen herangeführten Magneten hin- und herbewegt wird (Abb. 9). Ein Stahlstift ist nicht erforderlich, wenn das Blut direkt nach der Blutentnahme analysiert wird.

Zwischen Entnahme des Blutes und der Untersuchung sollte nur wenig Zeit vergehen. Durch Entweichen von $CO_2$ oder durch den Stoffwechsel der Blutzellen mit Bildung von Milchsäure und Benztraubensäure werden die Meßergebnisse bei längerer Aufbewahrungszeit verfälscht. Bei Aufbewahrung im Eisbad oder im Kühlschrank bei Temperaturen von 0–4 °C können Glasspritzen bzw. Kapillaren für mehrere Stunden aufbewahrt werden, ohne wesentliche Abweichung des Säure-Basen-Haushaltes zu riskieren. Ohne diese Vorsichtsmaßnahme sollte die Untersuchung aber spätestens 30–60 min nach der Blutentnahme erfolgt sein.

### 2.3.2. Gewinnung des Liquor cerebro-spinalis zur Bestimmung des Säure-Basen-Gehaltes

Die Liquor-Entnahme kann wie bei einer direkten Gefäßpunktion mittels einer Spritze erfolgen, wobei besonders wichtig ist, daß keine Luftblasen angesaugt werden und auch im Totraum der Spritze sich keine Luft befindet. Der Liquor kann auch in heparinisierten Glaskapillaren gewonnen werden, wenn die Kapillare etwas in die Punktionskanüle eingeführt wird, nachdem die ersten Liquortropfen ausgetreten sind. Anschließend werden die Röhrchen ebenfalls mit Kitt verschlossen und zur Untersuchung gebracht. In der Glaskapillare bzw. in einer Glasspritze kann der Liquor bis zur Untersuchung bei Aufbewahrung im Kühlschrank mehrere Stunden aufbewahrt werden. In Plastikspritzen abgenommener Liquor sollte sofort untersucht werden, da das Entweichen von $CO_2$ zu falschen Ergebnissen führt.

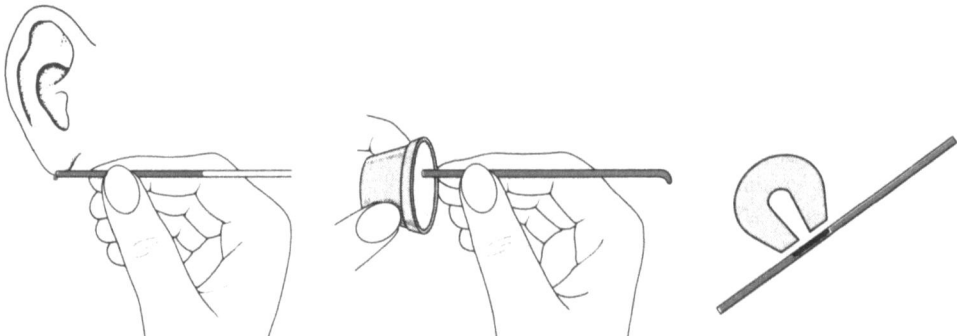

**Abb. 9.** Kapilläre Blutentnahme aus dem Ohrläppchen. (Aus: Müller-Plathe O [1973] Säure-Basen-Haushalt und Blutgase. Pathophysiologie, Klinik, Methodik. Thieme, Stuttgart)

**Liquoruntersuchungen**

Im Liquor werden wie im Blut das pH, der Bikarbonat-Gehalt und der $CO_2$-Druck bestimmt.

## 2.3.3. Untersuchung des Säure-Basen-Status im Harn und Harnprobengewinnung

Bei Untersuchung des Säure-Basen-Haushaltes im Harn sind Konzentrationsangaben allein wenig sinnvoll. Die Ausscheidung muß auf die Tagesmenge oder auf einen bestimmten Ausscheidungsraum bezogen werden. Wichtig ist deshalb die exakte Bilanzierung im Untersuchungszeitraum:
Zu Beginn der Periode Blase entleeren, Urin verwerfen. Urin sammeln bis zum Ende der Periode. Am Ende der Periode Blase entleeren und Gesamt-Urinmenge während des Beobachtungszeitraumes messen.
Bei längerem Stehen des Harnes wird durch bakterielle Einflüsse Ammoniak freigesetzt. Die Sammlung des Harnes erfolgt deshalb in einem Sammelgefäß, dem 10 ml einer 10%igen Thymol-Lösung in Isopropanolol eingefüllt sind und welches mit Paraffinöl überschichtet wird. Die einzelnen Harnportionen werden durch einen Trichter unter das Paraffin gegeben. Vor der Untersuchung ist der gesamte Harn durch leichtes Schwenken gut durchzumischen.
Die Bestimmungen des Urin-pH werden mit frisch gelassenem Harn vorgenommen.

**Untersuchung des Säure-Basen-Status im Harn**

*1. Harn-pH*
Die Bestimmung des Harn-pH kann mit Indikatorpapier erfolgen. Normalwert zwischen pH 4,5 und 7,5.
*2. Titrationsazidität*
Der Harn wird mit Natronlauge bzw. Salzsäure bis zu einem pH von 7,4 titriert. Aus der verbrauchten Lauge bzw. Säure wird die Titrationsazidität errechnet. Normalwert zwischen 10 und 40 mmol/24 h.
*3. Urin-Bikarbonat*
Chemisch bestimmt wird die als Bikarbonat gebundene Kohlensäure, die nach Zugabe starker Säure freigesetzt werden kann. (Normalwert: Keine Bikarbonatausscheidung.)
*4. Harn-Ammonium*
Chemischer Nachweis der Ammoniak-Ausscheidung. Normalbereich 20–50 mmol/24 h.

## 2.4. Einteilung und Ursachen der Störungen des Säure-Basen-Haushaltes

### 2.4.1. Metabolische und respiratorische Alkalosen und Azidosen

Grundsätzlich können zwei Arten von Störungen des Säure-Basen-Haushaltes unterschieden werden: die Azidose und die Alkalose. Beide Störungen können respiratorisch oder metabolisch verursacht sein. Daher unterscheiden wir grundsätzlich vier Störungen des Säure-Basen-Haushaltes:
1. respiratorische Alkalose
2. metabolische Alkalose
3. respiratorische Azidose
4. metabolische Azidose.

Die primär respiratorisch bedingten Störungen des Säure-Basen-Haushaltes werden durch vermehrte oder verminderte Kohlendioxid-($CO_2$)-Abatmung der Lunge bedingt. Erhöhte Kohlendioxid-Spannung im arteriellen Blut wird Hyperkapnie, erniedrigte Kohlendioxid-Spannung Hypokapnie genannt.
Metabolische Störungen des Säure-Basen-Haushaltes entstehen durch Basenmangel oder Basenüberschuß bzw. durch Säurebelastung oder Verlust von Säuren.
Es werden kompensierte und dekompensierte Alkalosen bzw. Azidosen unterschieden. Primär respiratorisch bedingte Störungen werden metabolisch kompensiert.
Wie auf S. 7 ausgeführt, steigt bei der respiratorischen Azidose das Plasma-Bikarbonat infolge vermehrter renaler Natriumbikarbonatresorption an. Solange bei der respiratorischen Azidose ($pCO_2$ erhöht) durch Zunahme des Plasma-Bikarbonatgehaltes das Blut-pH konstant gehalten wird, ist die Azidose kompensiert. Umgekehrt wird bei der respiratorischen Alkalose ($pCO_2$ erniedrigt) das Plasma-Bikarbonat durch vermehrte renale

## Säure-Basen-Haushalt

Ausscheidung vermindert. Auch dadurch wird das Blut-pH konstant gehalten. Erst wenn diese Kompensationsmechanismen nicht mehr in der Lage sind, das Blut-pH konstant zu halten, und es zu einer Abweichung des Blut-pH zur sauren oder alkalischen Seite kommt, liegt eine dekompensierte Störung vor, also eine dekompensierte respiratorische Alkalose bzw. dekompensierte respiratorische Azidose.

Bei der metabolischen Azidose ($HCO_3^-$ erniedrigt) und Alkalose ($HCO_3^-$ erhöht) wird die Störung respiratorisch kompensiert. Außerdem bewirkt bei der metabolischen Azidose die Stimulation des Atemzentrums eine Hyperventilation mit vermehrter Abatmung von Kohlendioxid. Dadurch wird das Verhältnis zwischen Blut-Kohlendioxid-Spannung und Plasma-Bikarbonat wieder normalisiert und das Blut-pH im Normbereich gehalten (s. Kapitel 2.2.2.2). Nur wenn die respiratorische Kompensation nicht ausreicht und das Blut-pH abfällt, liegt eine dekompensierte metabolische Azidose vor.

Ähnlich ist es bei der metabolischen Alkalose. Durch Hemmung des Atemzentrums bei alveolärer Hyperventilation steigt die Kohlensäure-Spannung im Blut an. Trotz erhöhtem Plasma-Bikarbonates bleibt damit das Blut-pH im Normbereich. Erst wenn dieser respiratorische Kompensationsmechanismus nicht ausreicht und das Blut-pH in den alkalischen Bereich ansteigt, spricht man von einer dekompensierten metabolischen Alkalose.

Die charakteristischen Veränderungen, die aus dem Blut-pH, dem Plasma-Bikarbonat und dem $CO_2$-Partialdruck eine Differenzierung zwischen den verschiedenen Formen der Azidose und Alkalose gestatten, sind in Abb. 10 aufgeführt. Bei einer metabolischen Störung ist primär das Plasma-Bikarbonat vermindert oder erhöht, bei der respiratorischen Störung primär die Kohlendioxid-Spannung vermindert (Hypokapnie) oder erhöht (Hyperkapnie).

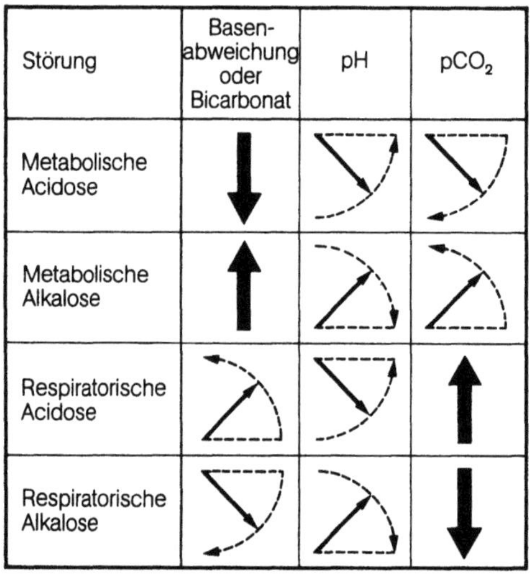

### 2.4.2. Gemischte Störungen

Respiratorische und metabolische Störungen können sich kombinieren. Tritt zu einer metabolischen Azidose eine respiratorische Azidose hinzu, so fehlt naturgemäß jeder Kompensationsvorgang. Es resultiert daraus eine ausgeprägte pH-Erniedrigung. Hierfür ist charakteristisch, daß bei niedriger Plasma-Bikarbonatkonzentration eine hohe Kohlendioxid-Spannung auftritt. Umgekehrt fehlt bei einer Mischalkalose ebenfalls jegliche Kompensationsmöglichkeit; entsprechend ist das Blut-pH erhöht, bei verminderter $CO_2$-Spannung und verminderter Bikarbonat-Konzentration.

Die Kompensation einer Azidose und einer Alkalose ist auch bei vollkommen intakten Kompensationsmechanismen meist nicht vollständig. Bei der metabolischen Alkalose ist der pH-Wert meist etwas erniedrigt, bei der metabolischen Alkalose leicht erhöht. Entsprechendes gilt für die respiratorische Störung. In den Abb. 11 und 12 ist dies für beide Grundstörungen des Säure-Basen-Haushaltes aufgeführt. Es ist aus Abb. 11 zu erkennen, wie bei der metabolischen Azidose und Alkalose die Blutkohlendioxid-($CO_2$)-Spannung fällt bzw. steigt und in welchem Verhältnis dazu das pH sich ändert. Entsprechendes ist in

| Störung | Basenabweichung oder Bicarbonat | pH | $pCO_2$ |
|---|---|---|---|
| Metabolische Acidose | ↓ | ↘ | ↘ |
| Metabolische Alkalose | ↑ | ↗ | ↗ |
| Respiratorische Acidose | ↗ | ↘ | ↑ |
| Respiratorische Alkalose | ↙ | ↗ | ↓ |

**Abb. 10.** Primäre Störung (dicke Pfeile) und Richtung der Kompensationsvorgänge (dünne Pfeile) bei metabolischen und respiratorischen Störungen des Säure- und Basen-Haushaltes. (Aus: Ferlinz A [1974] Lungen- und Bronchialerkrankungen. Lehrbuch der Pneumologie. Thieme, Stuttgart)

Gemischte Störungen

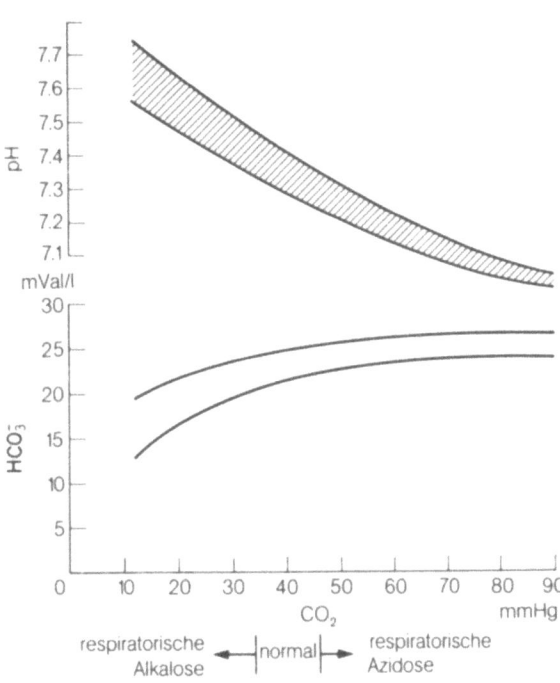

**Abb. 11.** Bei einer respiratorischen Azidose (Zunahme der Kohlensäurespannung) ist der Anstieg der Bikarbonat-Konzentration nicht ausreichend, um den Abfall des pH-Wertes vollständig zu kompensieren. Ohne diese metabolische Kompensation der respiratorischen Störung würde der pH-Wert aber sehr viel rascher und stärker abfallen. Bei einer respiratorischen Alkalose reicht die metabolische Kompensation (Abfall der Bikarbonat-Konzentration) ebenfalls nicht aus, um den Anstieg des pH-Wertes vollkommen zu verhindern. Dargestellt sind die Veränderungen des pH-Wertes und der Bikarbonat-Konzentration bei einer respiratorischen Azidose und Alkalose, die trotz der metabolischen Kompensation zu erwarten sind. (Nach: Müller-Plathe O [1973] Säure-Basen-Haushalt und Blutgase, Pathophysiologie – Klinik – Methodik. Thieme, Stuttgart)

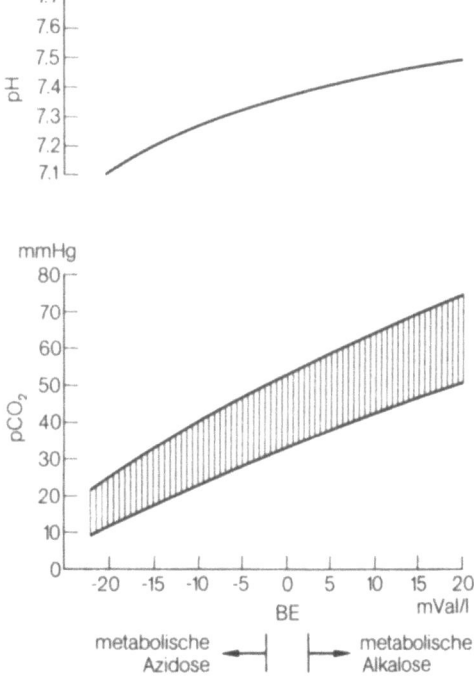

**Abb. 12.** Bei zunehmender metabolischer Azidose (zunehmender Basenmangel) wird verstärkt hyperventiliert und vermehrt Kohlendioxid ($CO_2$) abgeatmet. Der Abfall der Kohlendioxidspannung ($pCO_2$) reicht aber nicht aus, um den Abfall des pH-Wertes vollkommen zu verhindern. Ebenso wird bei metabolischer Alkalose trotz Hyperkapnie mit einem Anstieg des pH-Wertes zu rechnen sein. Das bedeutet, daß auch bei intakter Regulation die respiratorische Kompensation einer metabolischen Störung nicht vollständig ist. Dargestellt ist im Diagramm, mit welchen Veränderungen des pH-Wertes und der Kohlensäurespannung bei einer metabolischen Störung des Säure-Basen-Haushaltes zu rechnen ist, trotz der respiratorischen Kompensation. (Nach: Müller-Plathe O [1973] Säure-Basen-Haushalt und Blutgase. Pathophysiologie - Klinik - Methodik. Thieme, Stuttgart)

Abb. 12 für die respiratorische Störung aufgezeigt. In Abhängigkeit vom Ausmaß der Hyperkapnie ($CO_2$ erhöht) bzw. Hypokapnie ($CO_2$ erniedrigt), sind die zu erwartenden Änderungen des Plasma-Bikarbonates und des pH-Wertes aufgezeigt. Liegen die Werte außerhalb des aufgezeigten Bereiches, so muß eine kombinierte Störung angenommen werden.

Neben den aufgezählten Mischalkalosen und Mischazidosen können kombinierte Störungen vorliegen, d. h. eine respiratorische Störung kann durch eine metabolische Störung überlagert werden und umgekehrt. Eine metabolische Azidose kann durch eine respiratorische Alkalose überlagert werden. Jedoch sind diese Störungen nicht zu unterscheiden von den physiologischerweise vorkommenden Kompensationsmechanismen.

Es ist nicht zu unterscheiden, ob eine respiratorische Alkalose durch eine metabolische Azidose kompensiert wird, oder ob sie durch eine metabolische Azidose aus anderer Ursache, z. B. einer renalen Azidose, überlagert wird. Ebenso ist nicht zu erkennen, ob eine respiratorische Azidose nur metabolisch kompensiert wird, oder ob gleichzeitig eine metabolische Alkalose anderer Ursache, z. B. Magensäure-Verlust, kombiniert ist.

## 2.4.3. Ursachen von Azidosen und Alkalosen

Eine Übersicht geben die Tabellen 2 und 3.
Metabolische Azidosen sind durch Anhäufung von $H^+$-Ionen, durch verminderte renale Ausscheidung von $H^+$-Ionen (Additionsazidose) oder durch Bikarbonatverluste (Subtraktionsazidose) bedingt.

Die bekannteste Additionsazidose ist die Keto-Azidose beim diabetischen Koma. Sie ist bedingt durch die Anhäufung von Azeton-Körpern bei gestörtem Zitronensäurezyklus. Die Laktatazidose tritt bei anaerober Glykolyse infolge Hypoxie oder Schock auf; besonders gefürchtet ist sie als Komplikation einer Biguanid-Therapie, besonders bei gleichzeitiger Niereninsuffizienz.

Die Azidose bei der Niereninsuffizienz ist durch verminderte Säure-Ausscheidung mit

**Tabelle 2.** Ursachen der Azidose

**A. Metabolische Azidose**
*1. Additionsazidosen*
 a) Säurebelastung (Ammonium-Chlorid, Mixtura solvens)
 b) Katabolismus
 c) Ketoazidose bei diabetischem Koma, Hunger
 d) Laktazidose (Hypoxie, Schock, Biguanid-Therapie)
 e) Niereninsuffizienz
*2. Subtraktionsazidosen*
 a) Bikarbonatverluste (Pankreasfistel, Diarrhoe)
 b) Renale, tubuläre Azidosen

**B. Respiratorische Azidose**

**Tabelle 3.** Ursachen der Alkalose

**A. Metabolische Alkalose**
*1. Additionsalkalose*
 a) Bikarbonatzufuhr
 b) Alkalitherapie
 c) Zitratbluttransfusion
*2. Subtraktionsalkalose*
 a) Verlust von H-Ionen (Magensaft)
 b) Paradoxe Azidurie bei Hypokaliämie jeder Ursache

**B. Respiratorische Alkalose**
*1. Funktionell* (Hyperventilationstetanie)
*2. Medikamentös-toxisch*
 a) Toxine (gramnegative Sepsis)
 b) Toxische Metaboliten bei Leberinsuffizienz
 c) Salizylatintoxikation
*3. Hormonell*
 Progesteron
*4. Hypoxie*
 a) Höhenaufenthalt
 b) Diffusionsstörungen
 c) Funktioneller Rechts-Links-Shunt (Pneumonie)
 d) Anatomischer Rechts-Links-Shunt (kongenital. Vitium)
*5. Erkrankung des ZNS*
 a) Meningitis
 b) Enzephalitis
 c) Schädelhirntrauma

Anhäufung ausscheidungspflichtiger Säuren (Phosphate, Sulfate) bedingt.
Eine metabolische Alkalose entwickelt sich bei vermehrter Zufuhr von Basen (Additionsalkalose) oder Verlust von Säuren (Subtraktionsalkalose).
Die respiratorische Azidose ist Folge von Lungenerkrankungen, insbesondere von ob-

struktiven Lungenerkrankungen mit respiratorischer Insuffizienz. Bei den restriktiven Lungenerkrankungen und bei Diffusionsstörungen (s. Kapitel 3.2.2) treten in der Regel keine respiratorischen Azidosen auf. Hierbei ist die Sauerstoffuntersättigung des Blutes, die Hypoxie, das führende Symptom. Eine Hyperkapnie (Anstieg der Kohlensäure-Spannung) kann dabei erst auftreten, wenn die Hypoxie ein kaum mit dem Leben vereinbarendes Ausmaß erreicht hat.

Respiratorische Alkalosen treten am häufigsten funktionell ausgelöst als Hyperventilationssyndrom bei Streß, Erregung und Angst auf. Aber auch toxische, medikamentöse und hormonelle Einflüsse sowie eine Hypoxie können eine Stimulation des Atemzentrums bewirken, ebenso wie primäre Erkrankungen des zentralen Nervensystems. Im Zusammenhang mit der Intensivmedizin tritt sie als Komplikation der Respirator-Therapie auf.

## 2.5. Klinische Symptome der Azidosen und Alkalosen

### 2.5.1. Azidosen

Die klinischen Symptome einer kompensierten Azidose sind uncharakteristisch. Müdigkeit, Inappetenz und Übelkeit können Ausdruck einer kompensierten Azidose sein. Bei dekompensierter Azidose mit einem pH unter 7,0–7,2 sind schwerwiegende Auswirkungen auf den Zellstoffwechsel zu erwarten:
1. Negativ inotrope Wirkung auf den Herzmuskel, Abnahme des Gefäßwiderstandes, verminderte Reaktion auf Vasopressoren. Folge: Kreislaufschock.
2. Tiefe, wenig beschleunigte Atmung (Kussmaulsche Atmung).
3. Aktivierung der intravasalen Gerinnung, Entwicklung einer Verbrauchskoagulopathie.
4. Hyperkaliämie durch intra/extrazelluläre Verteilungsstörung (s. Kapitel 2.7).
5. Störung der Glykolyse und Gluconeogenese (Hypoglykämie), relative Insulinresistenz.

Zentral-nervöse Symptome der Azidose treten bei respiratorisch bedingten Störungen früher in den Vordergrund als bei metabolischen Störungen, da die Kohlensäure gut die Bluthirnschranke passieren kann und die pH-Veränderungen des Liquors schneller denen des Blutes folgen (s. Kapitel 2.6). Die Konsequenz ist eine Weitstellung der Gehirngefäße und eine Steigerung des Hirndruckes. Tachykardie, Muskelzuckungen sind bei einer Hyperkapnie über 60 mmHg häufig zu beobachtende Symptome auch ohne bereits ausgeprägte Azidose. Bei einem $CO_2$ über 90 mmHg ist mit Bewußtseinsverlust bis zu tiefem Koma ($CO_2$-Narkose) zu rechnen.

### 2.5.2. Alkalosen

1. Frühe Symptome sind zerebrale Erscheinungen, wie Schwindel, Sehstörungen, Angstzustände, erklärt durch Vasokonstriktion zerebraler Gefäße.
2. Tetanische Symptome durch Abnahme des freien ionisierten Kalziums und Verteilungsstörungen von Kalium und Magnesium zwischen in- und extrazellulärem Raum, welche zu einer Hyperpolarisation und Übererregbarkeit der Muskel- und Nervenzelle führen. Geklagt wird über Hyperästhesien und Parästhesien in Form von Einschlafen der Hände, Kribbelgefühl, Ameisenlaufen, besonders im Bereich der oberen Extremitäten und perioral. Charakteristisch für die tetanische Übererregbarkeit der Muskulatur ist die Pfötchenstellung der Hand.
3. Vermehrte Atemarbeit durch Bronchospastik; dies erklärt das Druckgefühl über der Brust und das Gefühl der Atemnot, wodurch die Patienten aus Angst verstärkt zusätzlich hyperventilieren.
4. Bei chronischer Alkalose regelmäßiges Auftreten einer Hypokaliämie durch vermehrte Kaliumausscheidung über die Nieren (s. Kapitel 2.7)

## 2.6. Säure-Basen-Haushalt im Intrazellulärraum und im Liquor cerebrospinalis

### 2.6.1. Intrazellulärer Säure-Basen-Haushalt

Die Störung des Säure-Basen-Haushaltes im Extrazellulärraum ist durch Untersuchung des Blutes leicht zugängig. Der klinischen Untersuchung zugängig sind nicht Untersuchungen des intrazellulären Säure-Basen-Haushaltes. Es ist bekannt, daß das intrazelluläre pH niedriger als das des Blutes liegt, etwa bei pH 7. Zudem stellen sich zwischen den verschiedenen Geweben und zwischen den einzelnen Zellanteilen deutliche Unterschiede dar. Insgesamt ist die Pufferungskapazität des Intrazellulärraumes größer. Metabolische Störungen wirken sich daher im intrazellulären Raum weniger als im Blute aus. Die intrazelluläre Flüssigkeit besitzt sowohl bei metabolischen als auch bei respiratorischen Störungen eine hohe Pufferungskapazität, so daß die intrazelluläre Wasserstoffionenaktivität in weitem Bereich nahezu konstant gehalten werden kann.

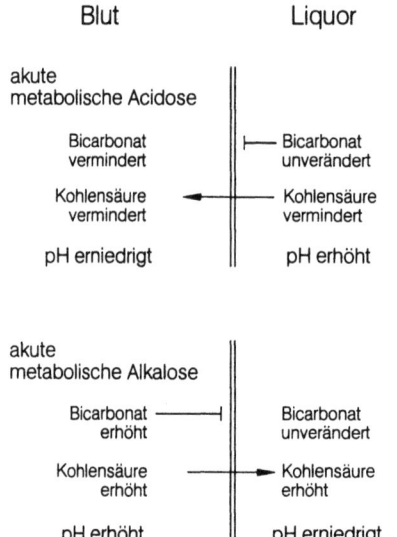

Abb. 13. Veränderungen der Parameter des Säure-Basen-Haushaltes im Liquor cerebrospinalis bei akuter metabolischer Alkalose und Azidose (s. Text)

### 2.6.2. Säure-Basen-Haushalt im Liquor cerebrospinalis

Für das Säure-Basen-Gleichgewicht im Liquor cerebrospinalis sind folgende Tatsachen von Bedeutung:
1. *Die Bluthirnschranke:* Für Atemgase wie Sauerstoff und Kohlensäure ist die Bluthirnschranke frei durchgängig. Dagegen besteht eine Schrankenfunktion für Bikarbonat und für andere Stoffwechselsäuren.
2. Die Pufferungskapazität des Liquor cerebrospinalis ist im Vergleich zum Blut gering.

#### 2.6.2.1. Auswirkungen einer respiratorischen Störung des Extrazellulärraumes auf den Liquorraum

Da Kohlendioxid rasch in den Liquorraum diffundieren kann, ist erklärt, daß respiratorische Störungen mit Hyperkapnie und Hypokapnie rasch zu pH-Veränderungen im Liquor führen. Bei der respiratorischen Azidose bzw. respiratorischen Alkalose verändert sich der pH-Wert im Liquor gleichsinnig wie im Blut. Bei einer respiratorischen Azidose kommt es rasch zu einem Abfall des pH-Wertes, bei einer respiratorischen Alkalose rasch zu einem Anstieg des Liquor-pH-Wertes.

#### 2.6.2.2. Auswirkungen einer metabolischen Störung des Extrazellulärraumes auf den Liquorraum (Abb. 13)

Bei einer metabolischen Alkalose oder Azidose können die Blutsäuren und das Bikarbonat nicht oder nur verzögert in den Liquorraum eintreten. Die Auswirkungen einer metabolischen Alkalose und Azidose auf das Liquor-pH sind daher abhängig von der Zeitdauer des Bestehens der Störung.

Bei einer *akuten* metabolischen Alkalose oder Azidose ändert sich das pH des Liquorraumes gegensinnig gegenüber dem Blut-pH. Da die Blutsäuren und das Bikarbonat nicht in den Liquorraum eindringen können, wird dadurch der Säuregrad des Liquors nicht beeinflußt. Die Folgen der respiratorischen Kompensation einer metabolischen Alkalose oder Azidose können sich dagegen voll auf den Liquorraum auswirken, da die Kohlensäure leicht durch die Liquorschranke diffundiert.

Bei einer metabolischen Azidose wird über die respiratorische Kompensation vermehrt Kohlendioxid abgeatmet, der $CO_2$-Gehalt des Blutes nimmt ab und damit auch die Kohlendioxid-Spannung im Liquorraum. Daraus folgt eine Verschiebung des Liquor-pH zum alkalischen, trotz der Blut-Azidose.

Umgekehrt kann bei einer akuten metabolischen Alkalose das Blut-Bikarbonat nicht in den Liquorraum eintreten. Infolge der respiratorischen Kompensation wird Kohlendioxid vermindert abgeatmet, die Kohlendioxid-Spannung im Blut und im Liquorraum nimmt zu. Bei einer akuten metabolischen Alkalose ist der Liquor-pH somit zum sauren Bereich verschoben.

Anders stellen sich die Verhältnisse bei einer *chronischen* metabolischen Alkalose oder Azidose dar. Die Veränderungen des Liquor-pH sind dabei in der Regel gleichsinnig den Veränderungen des Blutes, da bei der chronischen metabolischen Störung die Säuren und Basen verzögert in den Liquorraum eindringen.

Beim Ausgleich einer metabolischen Azidose oder Alkalose im Extrazellulärraum ist daher zu beachten, daß bei Normalisierung des pH-Wertes im Extrazellulärraum die Störungen des Säure-Basen-Haushaltes im Liquorraum länger bestehen bleiben, da auch in diesem Fall die Säure oder das Bikarbonat des Liquorraumes nur verzögert in das Blut rückdiffundieren können.

## 2.7. Beziehung zwischen Säure-Basen- und Kalium-Haushalt

Die Verteilung von Kalium zwischen dem In- und Extrazellulärraum hängt u. a. vom Säure-Basen-Haushalt ab. Bei einer Azidose tritt Kalium aus der Zelle aus, Natrium und $H^+$-Ionen treten in die Zelle ein. Der umgekehrte Vorgang findet bei der Alkalose statt (Abb. 14). Daher erklärt sich, daß der Serum-Kalium-Spiegel nur im Zusammenhang mit dem Säure-Basen-Haushalt einem Hinweis auf einen Kaliummangel oder Kaliumüberschuß ergibt. Bei einer Änderung des Serum-pH-Wertes um 0,1 ist mit einer Änderung des

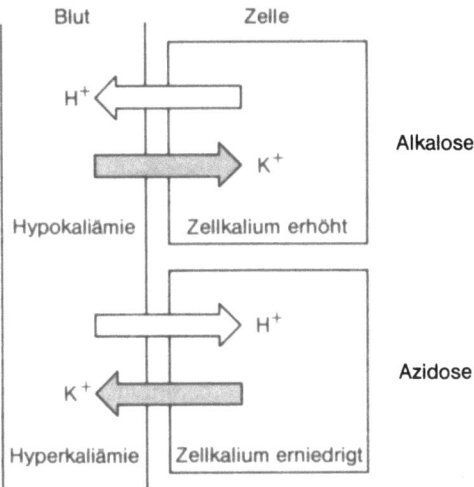

**Abb. 14.** Verteilungsstörungen zwischen Zellinnerem und Zelläußerem bei Störungen des Säure-Basen-Haushaltes. Azidose bedeutet Austritt von Kalium aus der Zelle. Es resultiert Verarmung der Zelle an Kalium bei Hyperkaliämie. Entsprechend bedingt eine Alkalose den Anstieg des zellulären Kaliums bei Hypokaliämie

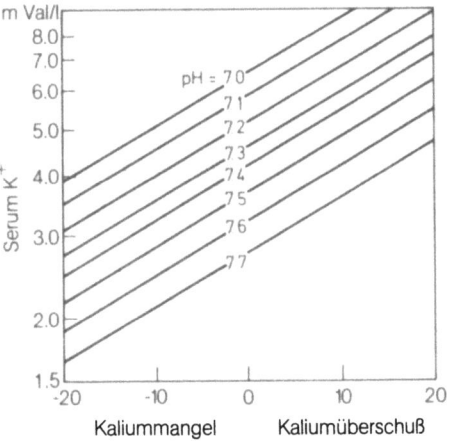

**Abb. 15.** Beziehung zwischen Serum-Kalium, Serum-pH und Kaliumbestand des Körpers: Wird eine Waagrechte durch die Abszisse in Höhe des bestimmten Serum-Kaliumwertes gelegt und der Schnittpunkt mit dem gleichzeitig bestimmten Serum-pH ermittelt, so ergibt sich auf der Ordinate der Kaliumbestand in Prozent der Abweichung von der Norm (nach Scribner). *Beispiel:* Bei einer Serum-Kalium-Konzentration von 5,0 mval/l ergibt sich beim pH 7,0 eine 10%ige Abnahme des Gesamtkörperkaliums (Kaliummangel). Beim pH von 7,5 dagegen ergibt sich bei gleicher Serum-Kalium-Konzentration von 5 mval/l eine 10%ige Zunahme des Körperkaliums gegenüber der Norm (Kaliumüberschuß)

Serum-Kalium-Spiegels von 0,5–1 mval/l zu rechnen. Dieses ist zu berücksichtigen bei der Therapie der Störung des Säure-Basen-Haushaltes. Bei der Behandlung einer Azidose ist regelmäßig mit einem Abfall des Serum-Kaliums zu rechnen (Abb. 15). Auch wenn bei einer Azidose eine Hyperkaliämie vorliegt, kann nach deren Ausgleich ein Kaliummangel erkennbar werden. Findet sich bei einer Azidose ein normales Serum-Kalium, so ist ein Kaliummangel mit Sicherheit anzunehmen. Bei der Therapie einer Azidose oder Alkalose ist daher regelmäßige Überprüfung des Serum-Kalium-Spiegels zu fordern.

Eine Verknüpfung des Kaliumhaushaltes und des Säure-Basen-Haushaltes ergibt sich auch aus dem Zusammenhang der renalen Kalium- und Säure-Ausscheidung:

1. Bei einem Kaliummangel scheidet die Niere weniger Natrium-Bikarbonat aus, es entwickelt sich eine Blutalkalose. Eine metabolische Alkalose findet sich daher häufig beim allgemeinen Kaliummangel.
2. Eine metabolische Alkalose ist wiederum Ursache für einen Kaliumverlust über die Niere. Dadurch ergibt sich beim Kaliummangel ein Circulus vitiosus: Kaliummangel – metabolische Alkalose – vermehrte Kaliumausscheidung über die Niere. Ein Kaliummangel kann in der Regel erst nach erfolgreichem Ausgleich der metabolischen Alkalose behandelt werden.
3. Eine gleichzeitige Störung des Kaliumhaushaltes und des Säure-Basen-Haushaltes liegt bei Überfunktionszuständen der Nebenniere vor (Aldosteronismus). Unter der Wirkung des Aldosterons, dem wesentlichsten Nebennierenmineralokortikoid, kommt es zu einer gesteigerten Sekretion von Kalium und Resorption von Bikarbonat. Daher entwickeln sich gleichzeitig eine Hypokaliämie und eine metabolische Alkalose. Bei Mangel von Mineralokortikoiden der Nebenniere (Morbus Addison) entwickelt sich dagegen eine Hyperkaliämie und eine metabolische Azidose (Abb. 16).

## 2.8. Spezielle Krankheitsbilder mit Störungen des Säure-Basen-Haushaltes

### 2.8.1. Kreislaufstillstand und Kreislaufschock

Beim *Kreislaufstillstand* kommt es zu einem raschen Auftreten einer metabolischen Azidose: Das Auftreten der Azidose ist erstens erklärt durch den Anfall von Kohlendioxid aus dem Stoffwechsel, welches nicht abtransportiert werden kann, und zweitens durch den Anfall von Stoffwechselsäuren aus dem anaerob ablaufenden Stoffwechsel, wie Milchsäure und Benztraubensäure. Deshalb ist bereits nach einem 1minütigen Kreislaufstillstand mit

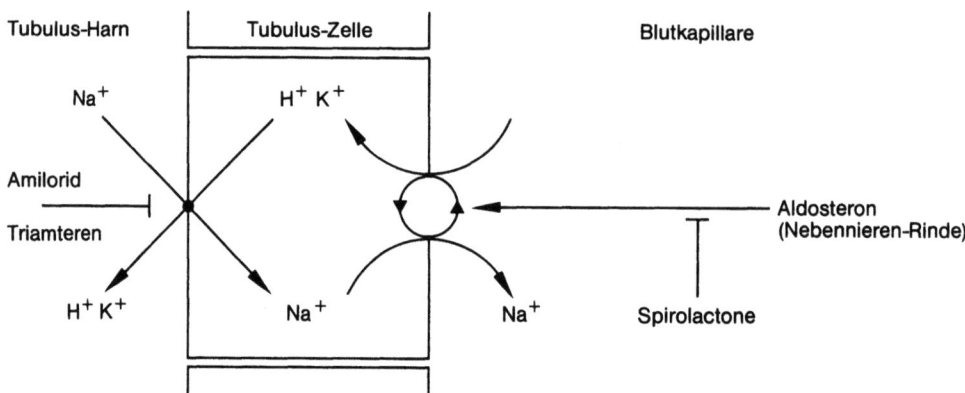

**Abb. 16.** Schematische Darstellung der Wirkung kaliumsparender Diuretika. Spirolactone hemmt die aldosteronabhängige Natrium-Kalium-Pumpe der Tubuluszelle. Amilorid und Triamteren hemmen den Natriumeinstrom vom Tubuluslumen in die Tubuluszelle und beeinträchtigen damit die Kalium- und $H^+$-Ionen-Ausscheidung

einem Abfall des Blut-pH unter 7,0 zu rechnen. Daraus erklärt sich auch der hohe Basenbedarf unter Reanimationsbedingungen. Nach einem mehrminütigen Kreislaufstillstand ist eine Dosis von Bikarbonat zwischen 150 und 300 mval erforderlich, um das Blut-pH zu normalisieren, und unter Reanimationsbedingungen ergibt sich ein Bikarbonatbedarf von 0,1 mval/kg/min pro durchgeführter Herzmassage.

Bei einem *Kreislaufschock* spielt die Bildung von Milchsäure und Benztraubensäure bei ungenügendem $O_2$-Angebot an die Gewebe eine wichtige Rolle bei der Entstehung der Azidose. Der Ausgleich der Azidose, insbesondere im Hinblick auf die ungünstige Wirkung auf das Schocksyndrom, ist dabei erforderlich. Die schwere Azidose wirkt negativ inotrop auf den Herzmuskel, die Ansprechbarkeit der Gefäße auf sympathische Reize ist vermindert und eine intravasale Gerinnung wird gefördert. Wichtiger und effektiver als eine alkalisierende Therapie sind jedoch kausale Maßnahmen, die den Sauerstofftransport zum Gewebe begünstigen: Behandlung der Schockursache, Sauerstoffzufuhr, Beatmung.

### 2.8.2. Säure-Basen-Haushalt in der Perinatal-Periode

Besondere praktische Bedeutung hat die Kontrolle des Säure-Basen-Haushaltes unter der Geburt. Mit Beginn der Wehentätigkeit kommt es beim Feten zum Abfall des pH-Wertes im Blut. Es handelt sich im wesentlichen um eine metabolische Azidose infolge schlechter Sauerstoffversorgung des Kindes. Es wurde deshalb die kindliche Blutgasanalyse als Verfahren zur Früherkennung hypoxischer Gefährdung eingeführt. Wenn unter dem Geburtsvorgang Symptome vorliegen, die eine Gefährdung des Fetus zeigen (Beschleunigung des Pulses, Mekoniumabgang etc.), kann die Bestimmung des fetalen pH-Wertes für die Indikation zur Geburtsbeendigung hilfreich sein.

Bei der fetalen Blutgasanalyse wird die Haut des vorangehenden Kindteiles eingestellt und inzidiert. Der kapillär austretende Bluttropfen wird mit einer heparinisierten Glaskapillare eingefangen. pH-Wert und Bikarbonat können in gewöhnlicher Weise bestimmt werden. Normal sind pH-Werte beim Feten zwischen 7,25 und 7,35. Eine Gefährdung des Feten durch eine Azidose ist bei pH-Werten unter 7,2 gegeben.

Unmittelbar post partum wird die ohnehin vorliegende metabolische Azidose noch verstärkt durch eine respiratorische Azidose (kombinierte Störung). Nach der Geburt vor Beginn der Lungenatmung steigt naturgemäß der Kohlendioxidspiegel im Blut an, dadurch wird das ohnehin erniedrigte Blut-pH weiter erniedrigt. Innerhalb der ersten 10 min kann durch diese gemischte Azidose das pH auf einen Wert von 7,1 abfallen. Eine Normalisierung des Blut-pH, der $CO_2$-Spannung und des Basenüberschusses auf etwa den dem Erwachsenen entsprechenden Werten ist innerhalb der 1.–2. Stunde nach der Geburt erreicht.

Je schlechter der Zustand des Kindes unter der Geburt ist, desto ausgeprägter ist auch die postpartale pH-Verschiebung. Es ist verständlich, daß die physiologischerweise beim Feten vorliegende metabolische Azidose durch die Kombination mit einer respiratorischen Azidose schnell fatale Folgen haben muß, wenn nicht durch Freihaltung der Atemwege, Beatmung und ggf. Pufferung des Extrazellulärraumes durch Natriumbikarbonatinfusion behandelt wird.

### 2.8.3. Coma diabeticum

Wir unterscheiden drei Formen des Coma diabeticum:

a) Das hyperosmolare Koma: Es liegen hohe Blutzuckerwerte, gelegentlich über 1000 mg% vor. Wesentlich für die klinischen Symptome des hyperosmolaren Komas ist die Erhöhung der Blutosmolalität, die durch die Erhöhung der Blutzuckerwerte einerseits und durch die Erhöhung des Serum-Natriums infolge der Exsikkose erklärt ist. Wesentliche Störungen des Säure-Basen-Haushaltes liegen dabei nicht vor, da Azeton und Ketonkörper in der Regel nicht oder nur geringfügig vermehrt sind.

b) Das keto-azidotische Koma: Die Blutzuckerwerte sind ebenfalls erhöht, jedoch nicht so exzessiv wie beim hyperosmolaren Koma. Durchschnittlich finden sich Blutzuckerwerte um 500 mg%. Es finden sich bei keto-azidotischem Koma regelmäßig Azeton und Ketonkörper infolge Störung des Fettstoffwechsels bei geringer Leistungsfähigkeit des Zitronensäurezyklus. Dadurch resultiert eine Blut-Azidose. Es handelt sich um eine metabolische Azidose. Infolge der Azidose ist das Serum-Kalium meist erhöht, obwohl meist ein allgemeiner Kaliummangel vorliegt.

Bei der Initialbehandlung des keto-azidotischen Coma diabeticum ist eine alkalisierende Therapie bei pH < 7,2 erforderlich. Initial können innerhalb 1–2 Stunden 1000 ml einer 1,3%igen Natriumbikarbonat-Lösung infundiert werden oder 1000 ml einer sog. drittelmolaren Lösung aus physiologischer Kochsalzlösung, 1,3%iger Natriumbikarbonat-Lösung und 5%iger Lävulose-Lösung. Die Bikarbonat-Konzentration einer solchen drittelmolaren Lösung beträgt 50 mval/l. Nach dieser initialen Bikarbonatzufuhr kann nach Erhalt des Ergebnisses der Blutgasanalyse der Korrekturbedarf exakt angegeben werden. Regelmäßige Kontrollen der Serum-Kalium-Konzentration sind erforderlich, da nach Ausgleich der Azidose der Kaliummangel zu Tage tritt. Durch die kausale Behandlung des Coma diabeticum mit Insulin wird der Stoffwechsel normalisiert, so daß bei gut eingestelltem Diabetes mellitus kein Azeton und keine Ketonkörper im Stoffwechsel anfallen.

c) Laktazidose: Eine seltene Form des Coma diabeticum ist die Laktazidose. Sie tritt gehäuft auf nach Biguanid-Therapie, insbesondere bei einer Biguanid-Therapie bei niereninsuffizienten Patienten. Wegen der Gefahr der Laktazidose ist eine Therapie des Diabetes mellitus mit Biguaniden heute nicht mehr statthaft. Bei der Laktazidose werden große Mengen Laktat im Stoffwechsel gebildet; die Patienten versterben häufig an den Folgen der ausgeprägten metabolischen Laktazidose. Bei dem laktat-azidotischen Koma kann neben der Alkali-Therapie in lebensbedrohlichen Situationen auch die Dialyse zur Entfernung des Biguanids sinnvoll sein.

### 2.8.4. Nierenerkrankungen

Eine Azidose bei Nierenerkrankung kann unterschiedliche Ursachen aufweisen:
1. Bei einer Niereninsuffizienz ist die Niere unfähig, die mit der Nahrung zugeführten ausscheidungspflichtigen Säuren im ausreichenden Maße auszuscheiden. Da die ausscheidungspflichtigen Säuren in der Nahrung ausschließlich im Eiweiß enthalten sind, ist die Belastung des Organismus mit ausscheidungspflichtigen Säuren im wesentlichen abhängig vom Eiweißgehalt der Nahrung. Eine metabolische Azidose wird sich bei einer Niereninsuffizienz bei eiweißreicher Ernährung schneller entwickeln als bei einer eiweißbeschränkten Kost. Bei der Niereninsuffizienz sind alle tubulären Mechanismen der Säure-Ausscheidung betroffen, sowohl die Fähigkeit $H^+$-Ionen auszuscheiden als auch die Bildung von Ammonium. Da allerdings die Ammoniumausscheidung bei einer Azidose erheblich gesteigert werden kann, tritt bei Niereninsuffizienz eine Azidose erst in einem relativ späten Stadium klinisch in Erscheinung. Bei einer chronischen Niereninsuffizienz ist eine Azidose dann zu behandeln, wenn das Plasma-Bikarbonat unter 15–18 mval/l erniedrigt ist.
2. Renal bedingte metabolische Azidosen können auch dadurch erklärt sein, daß die Niere eine tubuläre Funktionsstörung aufweist, ohne daß die Gesamtfunktion der Niere wesentlich beeinträchtigt ist. Es kann sich dabei handeln um eine Störung der Natrium-Bikarbonat-Resorption oder um eine Störung der Ammoniumbildung.

Solche tubulären Funktionsstörungen können erworben oder angeboren vorkommen. Angeborene Störungen der renalen Säureausscheidung sind bekannt als renal-tubuläre Azidose, oft in Verbindung mit einem Fanconi-Syndrom (Störung der tubulären Phos-

phatausscheidung und der tubulären Aminosäureausscheidung).
Bei den erworbenen tubulären Störungen handelt es sich meist um Nierenerkrankungen mit vorwiegender Beteiligung des Tubulussystems, wie die Pyelonephritis, die interstitielle Nephritis, die Nieren-Tuberkulose, Zystennieren, diabetische Nephropathie. Die Ursache dieser tubulären Azidosen liegt in einer verminderten Fähigkeit des Tubulus zur Natrium-Bikarbonat-Resorption. Bei diesen erworbenen tubulären Funktionsstörungen besteht oftmals eine ausgeprägte metabolische Azidose, auch dann, wenn die Nierenfunktion nicht oder nur gering eingeschränkt ist.

### 2.8.5. Endokrine Erkrankungen

Eine gesteigerte Aktivität der Mineralokortikoide der Nebennierenrinde bedingt eine metabolische Alkalose, da das Aldosteron am distalen Tubulus eine vermehrte $H^+$-Ionensekretion bei gesteigerter Natrium- und Kaliumresorption bedingt. Man unterscheidet einen primären und sekundären Aldosteronismus. Dem primären Aldosteronismus liegt eine gesteigerte Aldosteronsekretion eines Nebennierenadenoms zugrunde (Conn-Syndrom). Beim sekundären Aldosteronismus sezerniert die Nebennierenrinde vermehrt Aldosteron, weil die natürlichen Signale für die Aldosteronsekretion gesteigert sind. So finden wir den sekundären Aldosteronismus bei der Nierenarterienstenose als Folge der Minderdurchblutung der Niere oder bei der Ödem- und Aszitesbildung (Herzinsuffizienz, nephrotisches Syndrom, Leberzirrhose mit Aszites). Sowohl beim primären, als auch beim sekundären Aldosteronismus haben wir die typische Konstellation mit renalem Kaliumverlust und Hypokaliämie sowie Auftreten einer metabolischen Alkalose bei verstärkter Säure-Ausscheidung über die Niere. Ähnliche Wirkung hat auch die Wirksubstanz von Biogastrone, einem Medikament zur Behandlung des chronischen Ulkus-Leidens. Als Nebenwirkung dieses Medikamentes sind Natriumretention mit Hypertonie, Hypokaliämie und eine metabolische Alkalose bekannt.

### 2.8.6. Metabolische Alkalose und Azidose durch Diuretika

Bei einer diuretischen Therapie tritt oft eine metabolische Alkalose auf, dieses erklärt sich einerseits durch den diuretikainduzierten Kaliummangel, andererseits durch die Auslösung eines sekundären Aldosteronismus und letztens durch gleichzeitige Chlorverluste. Der Verlust von Chlor bedingt, daß der Bikarbonatgehalt des Blutes ansteigt.
Die kaliumsparenden Diuretika dagegen wie Triamteren und Amilorid beeinflussen den Austausch von Natrium gegen Kalium und Wasserstoff-Ionen im distalen Tubulus, wobei neben dem Anstieg des Kaliumgehaltes des Blutes eine metabolische Azidose auftreten kann.

### 2.8.7. Subtraktions- und Additions-Alkalosen bzw. -Azidosen

Azidosen können durch unphysiologische Zufuhr von Säuren entstehen:
a) bei Vergiftungen, z. B. bei Ameisensäurevergiftung,
b) bei unphysiologischer Säurebelastung, z. B. bei einer reichlichen Ammoniumchloridzufuhr, bei reichlicher Gabe von Mixtura solvens,
c) bei einer Infusionstherapie, wenn die Natriumsubstitution ausschließlich als Natriumchlorid erfolgt. Dabei wird Natrium und Chlor im unphysiologischen Verhältnis zugeführt. Der Chlorgehalt des Extrazellulärraumes beträgt zwischen 80 und 100 mval/l; in einer physiologischen Kochsalzlösung beträgt der Chlorgehalt 150 mval/l. Die Zunahme des Chlorgehaltes des Extrazellulärraumes bedingt eine metabolische Azidose. Bilanzierte Elektrolytlösungen enthalten daher Natrium und Chlor im physiologischen Verhältnis von 3:2 und ersetzen den Rest der Anionen z. B. durch Laktat.
Wichtigere Ursachen der Azidose sind Subtraktionsazidosen durch Bikarbonatverluste, z. B. bei gastro-intestinalen Erkrankungen, insbesondere bei Verlusten aus dem Pankreas (Pankreasfisteln), aus dem Gallengang (Gal-

**Tabelle 4.** Elektrolytgehalt verschiedener Körperflüssigkeiten

|  | Menge ml/die | Na$^+$ mval/l | K$^+$ mval/l | Cl$^-$ mval/l | Bikarbonat mval/l |
|---|---|---|---|---|---|
| Speichel | 1500 | 10–25 | 15–40 | 10–40 | 2–13 |
| Magensaft nüchtern |  | 100 | 5 | 80 | 0 |
| Magensaft sauer | 2500 | 20 | 15 | 153 | 0 |
| Galle | 500 | 120–150 | 3–12 | 80–120 | 30–50 |
| Pankreassaft | 700 | 110–150 | 3–15 | 40–80 | 70–100 |
| Darmsaft | 300 |  |  |  |  |
| Dünndarm |  | 105–145 | 6–15 | 90–136 | 20–40 |
| Dickdarm |  | 63–120 | 5–11 | 11–88 |  |
| Rektum | 100 | 3–8 | 5–7 |  |  |
| Diarrhoe | 800 | 70–100 | 30–50 | 60–90 | wechselnd |
| Schweiß | 500 und mehr | 5–80 | 5–15 | 5–50 |  |

lenfisteln, T-Drainagen) oder bei Diarrhoen. Das Ausmaß des Bikarbonatverlustes pro Liter Verdauungssaft geht aus Tabelle 4 hervor. Liegen Drainageverluste aus Pankreas- oder Gallenfisteln vor, so muß bei der Aufstellung des Infusionsplanes dieser Substitutionsbedarf an Bikarbonat mitberücksichtigt werden. Beim Verlust von 1 Liter Galle müssen, wie aus der Tabelle hervorgeht, 50 mval Bikarbonat substituiert werden (neben 150 mval Natrium und 100 mval Chloranionen).

Metabolische Alkalosen können verursacht sein:

1. als Additionsalkalose, meist iatrogen, durch überschießende Natriumbikarbonatzufuhr, z. B. im Rahmen einer Reanimation oder durch überschießende Alkali-Behandlung bei Therapie des Ulcus duodeni. Bei reichlicher Zufuhr von Milch mit Alkali zur Behandlung von Ulkuserkrankungen kann das Milchalkalisyndrom zur Beobachtung kommen. Eine weitere Ursache für die iatrogene Additionsalkalose ist die reichliche Zufuhr von Citrat bei Massentransfusion; das Citrat wird metabolisiert, der Basenrest belastet den Säure-Basen-Haushalt,

2. als Subtraktionsalkalose durch Verlust von Säure, in der Regel durch Verlust sauren Mageninhaltes. Pro Liter sauren Magensaftes werden bis 125 mval Säure verloren gehen. Bei gehäuftem Erbrechen oder bei Ableitung des Magensaftes durch eine Magensonde ist dieser saure Verlust bei der Infusionsplanung als Substitutionsbedarf mit einzukalkulieren.

### 2.8.8. Respiratorische Störungen des Säure-Basen-Haushaltes

#### 2.8.1.1. Respiratorische Alkalose

Durch vermehrte Abatmung von $CO_2$ bei Hyperventilation wird das Blut alkalisch. Die Ursachen einer solchen Hyperventilation können mannigfaltig sein und sind in Tabelle 2 aufgeführt. Am häufigsten wird das Hyperventilationssyndrom funktionell ausgelöst, aus psychischen Gründen, meist in Zusammenhang mit Erregungszuständen. Obwohl das Hyperventilationssyndrom das Befinden des Patienten erheblich beeinträchtigt, hat es selbst einen geringen Krankheitswert. Dennoch sollte es nie bagatellisiert werden, zumindest nicht, solange die Auslösungsbedingungen nicht sicher erkannt sind. Nicht selten entwickelt sich ein durch organische Erkrankungen ausgelöstes Hyperventilationssyndrom. Auch der Schmerz eines Herzinfarktes oder einer Lungenembolie oder einer Gallensteinkolik kann über angstbedingte Erregung ein Hyperventilationssyndrom auslösen.

Neben den häufig funktionellen Zuständen sind medikamentös-toxische und hormonelle Einflüsse als Ursache eines Hyperventilationssyndromes zu nennen. Diese regen ebenso wie der Sauerstoffmangel oder primäre Erkrankungen des Zentralnervensystems das Atemzentrum direkt zur vermehrten Atemarbeit an.

**Symptome des Hyperventilationssyndroms**
Parästhesien in Form von Kribbeln, Steifheit, Taubheit der Finger, verbunden mit typischer Pfötchenstellung. Häufig kommen auch periorale Parästhesien vor, mit dem Gefühl, nicht richtig sprechen zu können. Häufig wird auch über Oppressionsgefühl über der Brust geklagt, weshalb das Hyperventilationssyndrom oft als Herzinfarkt oder Lungenembolie mißdeutet wird. Die Patienten klagen über Atemnot, sie haben das Gefühl, nicht richtig durchatmen zu können, weisen dabei objektiv eine gesteigerte und vertiefte Atmung auf. Meist sind die Patienten in einem psychischen Erregungszustand.

### 2.8.8.2. Respiratorische Azidose

Diese ist Folge der Hyperkapnie, wenn die Atmung nicht ausreicht, das gebildete Kohlendioxid abzuatmen. Am häufigsten findet sie sich bei obstruktiven Ventilationsstörungen, seltener bei einer alveolären Hypoventilation, kaum bei restriktiven Lungenerkrankungen oder bei Diffusionsstörungen der Lunge oder bei intrapulmonalen Shuntverbindungen (s. Kapitel 3.3.3).
Bei der respiratorischen Azidose treten frühzeitig zerebrale Symptome in den Vordergrund, die Hirngefäße werden weitgestellt, intrazerebral, und im Liquorraum kommt es frühzeitig zu einer Azidose. Daraus resultiert ein erhöhter Hirndruck. Benommenheit, Kopfschmerzen, Muskelkrampfneigung sind daher frühe Symptome einer respiratorischen Azidose. Sie treten bereits bei $CO_2$-Partialdrücken von 60 mmHg auf; bei einem $CO_2$-Partialdruck von 90 mmHg ist mit einem Bewußtseinsverlust bis zum tiefen Koma ($CO_2$-Narkose) zu rechnen.

## 2.9. Therapie der Störungen des Säure-Basen-Haushaltes

### 2.9.1. Therapie der metabolischen Azidose (Tabellen 5 u. 6)

Eine kompensierte metabolische Alkalose geringen Grades bedarf nicht unbedingt eines Ausgleiches. Wenn die Grenzen zur Dekompensation fließend sind, empfiehlt sich die Grenze der Therapiebedürftigkeit bei einem Plasma-Bikarbonat zwischen 15 und 18 mval/l anzusetzen.
Der Ausgleich einer metabolischen Azidose kann oral erfolgen durch Zufuhr von Natriumbikarbonat oder durch Zufuhr eines Granulates aus Natrium-Calcium bzw. Natrium-Kalium-Citrat-Salzen (Acetolyt bzw. Uralyt U). Die Natrium-Citrat-Salze wirken dadurch alkalisierend, daß der Citratanteil metabolisiert wird und der Basenanteil zur Neutralisierung der Blutsäuren zur Verfügung steht.
Bei ausgeprägter Azidose oder Unmöglichkeit einer enteralen Zufuhr, insbesondere bei dekompensierter Azidose, ist die intravenöse Zufuhr von Natriumbikarbonat Therapie der Wahl.

**Tabelle 5.** Zusammensetzung oral zuführbarer Salze zur Therapie einer metabolischen Azidose (angegeben mval/g zugeführte Substanz)

| | Anion | | | Kation | |
|---|---|---|---|---|---|
| | $Na^+$ | $Ca^{++}$ | $K^+$ | $OH^-$ | $Citrat^-$ |
| Natriumbikarbonat (z. B. Kaisers Natron) | 12 mval | 0 | 0 | 12 mval | 0 |
| Natrium-Calcium-Citrat-Komplex (Acetolyt) | 3,4 mval | 6,8 mval | 0 | / | 10 mval |
| Natrium-Kalium-Citrat-Komplex (Uralyt-U) | 4,4 mval | 0 | 4,4 mval | 0 | 10 mval |

**Tabelle 6.** Lösungen zur intravenösen Azidose-Therapie

**I. Zur Deckung eines Substitutionsbedarfes**
*1. Natriumbikarbonat, evtl. Natrium-Laktat-Infusionslösung*
  Natriumbikarbonat 8,4%, enthält 1000 mval/l Basen
  Natriumbikarbonat 3,0%, enthält 357 mval/l Basen
  Natriumbikarbonat 1,3%, enthält 154 mval/l Basen
  Natrium-Laktat-Lösung (z. B. Sterofundin OH), enthält 156 mval Basen/l
*2. Elektrolytkonzentrate als Zusatz zu Infusionslösungen*
  Natriumbikarbonat (8,4%), 1 ml enthält 1 mval Base
  Natrium-Laktat, 1 ml enthält 1 mval Base
  Tris-Konzentrat, 1 ml enthält 3 (!) mval Base
*3. Zur Initialtherapie des Coma diabeticum (vor Erhalt des Ergebnisses des Säure-Basen-Status) sog. $^1/_3$-Lösung*
  z. B. Sterofundin CD (100 mval/l Natrium, 50 mval/l $HCO_3$, 50 mval/l $CL^-$)
*4. Wenig geeignet sind Kombinationslösungen wie:*
  Tutofusin Tris (THAM, NaCl, Acetat, Sorbit)
  Tutofusin AZ (Natrium, Azetat, Bikarbonat, L-Malat, THAM)
  Sterofundin Tris (THAM, KCL, NaCl, Sorbit)

**II. Erhaltungsbedarf** kann mit bilanzierten Lösungen gedeckt werden (Ersatz von Galle-, Pankreas-, Darmsaft)
  z. B. Sterofundin K (Natrium 140, Kalium 15, Calcium 5, Magnesium 2, Chlor 117, Laktat 45 mval/l).

Wir unterscheiden Korrekturbedarf und Erhaltungsbedarf. Der Korrekturbedarf gleicht ein vorhandenes Defizit aus, der Erhaltungsbedarf deckt den täglichen Bedarf.

Die zum Azidoseausgleich erforderliche Menge Basen ergeben sich aus dem Basendefizit, dem Verteilungsraum für Basen und dem Körpergewicht. Der Verteilungsraum für Bikarbonat entspricht dem Extrazellulärraum, welcher etwa $^1/_3$ des Körpergewichtes ausmacht. Allerdings wird bei einer Azidose der Verteilungsraum für Bikarbonat größer, wegen der gleichzeitig bestehenden Zellazidose. Der Korrekturbedarf für Basen wird bei einer metabolischen Azidose, je schwerer diese ist, unterschätzt und muß nachkorrigiert werden. Die erforderliche Menge Basen ergibt sich aus der Gleichung Basendefizit × 0,3 kg Körpergewicht.

**Beispiel**
Patient mit 70 kg Körpergewicht, Basendefizit 10 mval/l.
Erforderlicher Korrekturbedarf $10 \cdot 0,3 \cdot 70 = 210$ mval.
Dieser Korrekturbedarf sollte durch intravenöse Zufuhr ausgeglichen werden. Bei der Infusion von Natriumbikarbonat hängt die zugeführte Natriumbikarbonatmenge von der Konzentration ab. 1 ml einer 8,4% Natriumbikarbonatlösung enthält 1 mval Natriumkarbonat. Bei dem errechneten Korrekturbedarf von 210 mval Basenbedarf müßten danach 210 ml der 8,4% Natriumbikarbonatlösung infundiert werden. Bei einer Zufuhr einer 3% Natriumbikarbonatlösung, in welcher nur 0,36 mval/l Natriumbikarbonat enthalten sind, müßten entsprechend 580 ml zugeführt werden.

Hochkonzentrierte Natriumbikarbonatlösung wird verwendet bei Kontraindikation gegen große Volumenzufuhr (Niereninsuffizienz, schwere Herzinsuffizienz), ansonsten sind die niedriger konzentrierten Natriumbikarbonatlösungen vorzuziehen (3%, 1,3%).

Von Bedeutung bei der alkalisierenden Therapie mit Natriumbikarbonat ist die Infusionsgeschwindigkeit. Ein rascher Ausgleich einer metabolischen Störung des Säure-Basen-Haushaltes ist zu vermeiden. Die Gefahr des raschen Ausgleiches führt nicht selten zu Störungen, insbesondere zu zerebralen Komplikationen mit Krampfanfällen und Hirnödem. Solange der pH-Wert bei einer ausgeprägten Azidose unter 7,2 liegt, kann relativ rasch innerhalb von 1–2 h, z. B. durch Infusion von 100–150 mval Natriumbikarbonat, der pH-Wert über den kritischen Wert angehoben werden. Der restliche Korrekturbedarf sollte, um einen langsamen Ausgleich zu erzielen, über 12–24 h zugeführt werden.

Neben den zerebralen Komplikationen beim Ausgleich der metabolischen Azidose ist das Auftreten der Hypokaliämie mit entsprechenden Nebenwirkungen zu berücksichtigen (s. Kapitel 2.7). Der Anstieg des Blut-pH bedingt eine Verteilungsänderung zwischen dem Intra- und Extrazellulärkalium. Kalium tritt in die Zelle ein; daher sind bei der Korrektur einer metabolischen Azidose die regelmäßige

Überprüfung der Serum-Kalium-Konzentration und meist eine Kaliumsubstitution erforderlich. Normale Serum-Kaliumwerte bei einer Azidose sprechen für das Vorliegen eines Kaliummangels, der nach Ausgleich der Azidose manifest wird. Trotz Kaliummangels kann bei einer ausgeprägten metabolischen Azidose die Serum-Kalium-Konzentration erhöht sein.

Die Folge einer raschen Senkung des Serum-Kaliumspiegels sind nicht selten Rhythmusstörungen, wobei neben einer absoluten Arrhythmie bei Vorhofflimmern, supra- und ventrikuläre Extrasystolen, fatale Rhythmusstörungen wie Kammerflattern oder -flimmern auftreten können (Abb. 17 u. 18).

Eine intravenöse alkalisierende Therapie wird teilweise auch mit THAM durchgeführt (Thromethamol). Diese Substanz ist eine Base mit günstigen Pufferungseigenschaften. Es besitzt jedoch gegenüber dem Bikarbonat Besonderheiten, die seinen Nutzen bei der Therapie der metabolischen Azidose erheblich einschränken. THAM kann Atemdepressionen verursachen und ist deshalb bei respiratorischer Insuffizienz nur bei Beatmung anwendbar. THAM diffundiert schneller in den intrazellulären Raum und kann daher das intrazelluläre pH schneller verändern. Es ist kontraindiziert bei Oligo-Anurie wegen Kumulationsgefahr und kann bei paravenöser Infusion zu Gewebsnekrosen und selbst bei peripherer intravenöser Zufuhr zu Venenspasmen führen. Insgesamt ergibt sich gegenüber der Bikarbonat-Infusion kein wesentlicher Vorteil bei höherer Nebenwirkungsrate. Eine Indikation ergibt sich bei therapiebedürftiger metabolischer Azidose und Hypernatriämie.

### 2.9.2. Therapie der metabolischen Alkalose (Tabelle 7)

Der Säurebedarf bei einer metabolischen Alkalose errechnet sich aus dem Basenüberschuß und dem Verteilungsraum, der ein Drittel des Körpergewichtes ausmacht (Extrazellulärraum). Die ansäuernde Therapie kann oral mit Ammoniumchlorid (Mixtura

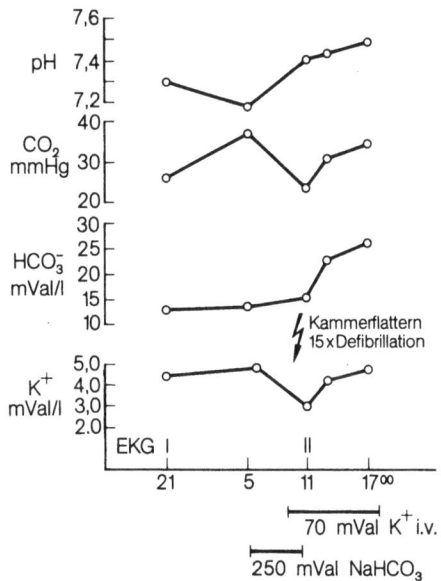

**Abb. 17.** Patient mit terminaler Niereninsuffizienz bei chronischer Pyelonephritis; ausgeprägte metabolische Azidose. Nach Sedierung mit Valium in den Morgenstunden geringere respiratorische Kompensation der Azidose mit $CO_2$-Anstieg und pH-Abfall (5.00 Uhr). Daraufhin erfolgte eine Infusion mit Natriumbikarbonat. Zwischen 10.00 und 11.00 Uhr mehrfach Kammerflattern. Die Rythmusstörungen waren durch eine Hypokaliämie erklärt. Die rasche Normalisierung der metabolischen Azidose bedingte eine Hypokaliämie. Erst nach Kaliumsubstitution stabiler Rythmus. Die beobachteten EKG-Veränderungen sind in Abb. 18 dargestellt

**Tabelle 7.** Therapie der metabolischen Alkalose

---

1. *Orale Substitution*
 Ammoniumchlorid (z. B. Ammonchlor SSW)
 1 g Substanz enthält 19 mval Säure
 Kontraindiziert bei Leber- und Niereninsuffizienz
2. *Intravenöse Substitution*
 a) Elektrolytkonzentrate zur Infusion:
 Argininhydrochlorid, 1 ml = 1 mval Säure
 Lysinchlorid, 1 ml = 1 mval Säure
 HCl, 1 ml = 1 mval Säure (zur Infusion zu verdünnen im Verhältnis 1:10, Infusion als 1/10 normale HCl)
 b) Fertig zubereitete Infusionslösung zur Ansäuerung:
 z. B. Tutofusin ALK (enthält Arginin 100, Kalium 30, $NH_4+$ 170, $Cl^-$ 290, $H_2PO_4$ 10 mval/l, zusätzlich Sorbit), zugeführte Säure 270 mval/l

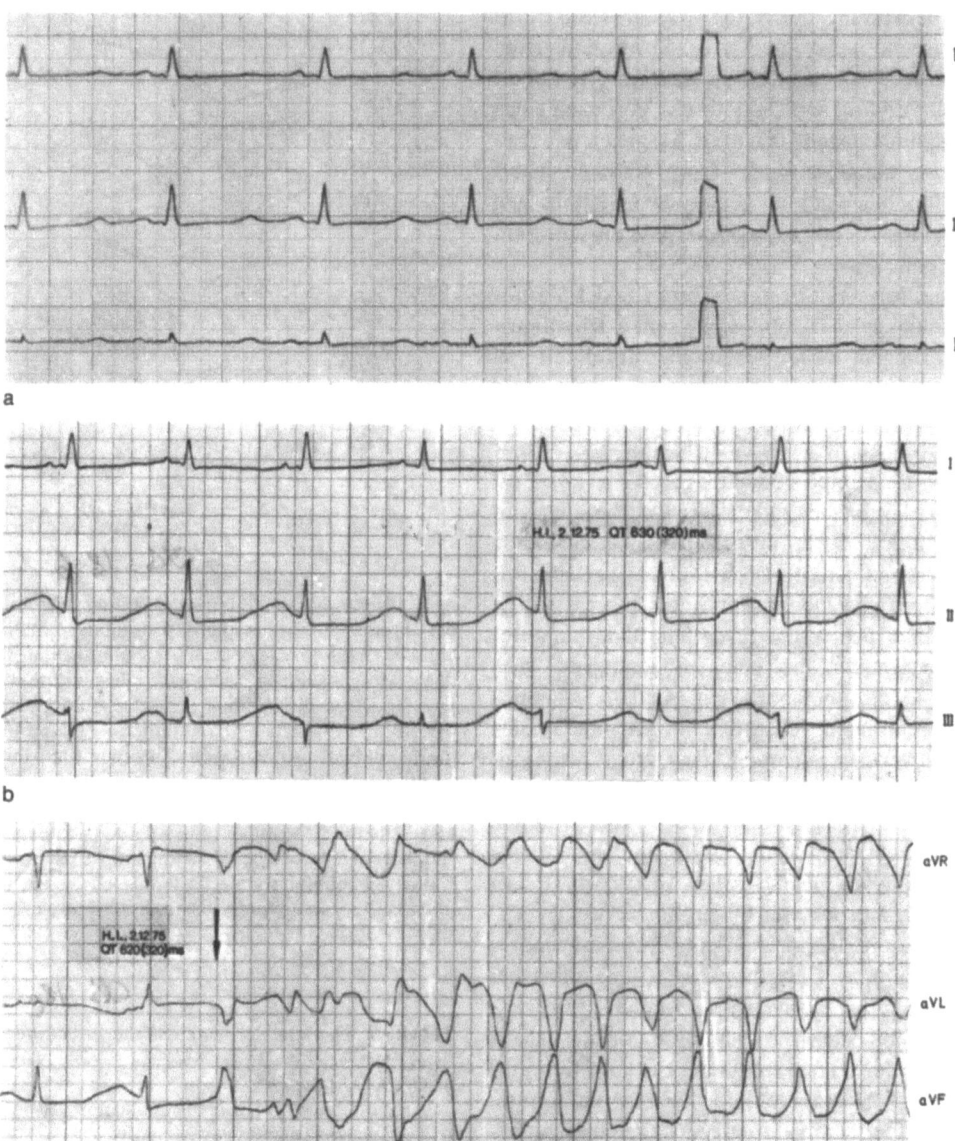

**Abb. 18a–c.** EKG-Verlauf beim Patienten H.I., 1.–2. 12. 1975: **a** EKG am 1. 12. 75, 17.00 Uhr: Keine Hypokaliämiezeichen, verlängerte QT-Zeit bei Hypokalzämie. **b** EKG am 2. 12. 75, 10.00 Uhr: Deutliche Hypokaliämiezeichen, Senkung und TU-Verschmelzung. **c** EKG am 2. 12. 75, 10.00 Uhr: Nach einer Extrasystole Auftreten einer Kammertachykardie

solvens) erfolgen. Da eine metabolische Alkalose meist infolge von Magensaftverlusten auftritt, ist in der Regel eine intravenöse Zufuhr von sauren Valenzen notwendig (Lysinchlorid, Argininhydrochlorid, 0,1 normale Salzsäure).

Das Salz von Lysinchlorid oder Argininhydrochlorid wirkt dadurch ansäuernd, daß beide Aminosäuren verstoffwechselt werden und daher $H^+$-Ionen zur Ansäuerung zurückbleiben. Die Zufuhr von sauren Valenzen muß streng zentral-venös erfolgen. Ein Milliliter Lysinchlorid und Argininhydrochlorid enthalten in handelsüblichen Zusatzlösungen 1 mval. Auch der Ausgleich einer metabolischen Alkalose muß, um zentral-nervöse

Komplikationen zu vermeiden, langsam über einen Zeitraum von 24 h erfolgen.

**Beispiel**

70 kg schwerer Patient, Basenexzeß + 10 mval/l. Erforderlicher Korrekturbedarf 10 × 0,3 × 70 = 210 mval Säurebedarf. Zum Ausgleich dieses Säurebedarfes müßte eine Infusion von 210 ml = 210 mval Lysin- oder Argininhydrochlorid infundiert werden.

Bei einer metabolischen Alkalose liegt in der Regel ein Kaliummangel vor, da die metabolische Alkalose zu renalem Kaliumverlust führt. Deshalb kann ein Teil der notwendigen Chloridzufuhr auch als zusätzliche Kaliumchloridzufuhr (enteral oder parenteral) erfolgen. Eine Kaliumsubstitution mit Kaliumlaktat oder Kaliumcitrat dagegen ist bei metabolischer Alkalose nicht sinnvoll, da die Alkalose dadurch weiter verstärkt wird.

### 2.9.3. Therapie der respiratorischen Alkalose (Tabelle 8)

Sie ist am zuverlässigsten mit der $CO_2$-Rückatmung zu beeinflussen. Dieses Verfahren muß erklärt und erlernt werden. Kommt der Patient als Notfall, ist die Therapie durch Sedierung (z. B. Valium i. v.) besser. Der Patient wird aufgefordert, so lange in einen nicht zu kleinen Plastikbeutel zu atmen, bis die tetanischen Beschwerden nachlassen. Die Beobachtung des Patienten durch Krankenpflegepersonal oder ärztlich ausgebildetes Personal ist dabei erforderlich. Unterstützend helfen sedierende Maßnahmen. Auf Calciumgabe kann meist verzichtet werden, zumal eine Calciumzufuhr keine kausale Therapie darstellt. Wichtig ist die Aufklärung des Patienten über die pathogenetischen Zusammenhänge. Das Wissen um die Harmlosigkeit der Symptome ist oftmals hilfreich.

Bei zentral ausgelöster Hyperventilation, z. B. im Rahmen einer primären Hirnerkrankung,

**Tabelle 8**

*Ursachen restriktiver Ventilationsstörungen*
Lungenfibrosen
Zustand nach Lungenresektion
Zwerchfellähmung
Pneumoperitoneum
Pneumothorax
Pleuraerguß
Pleuraschwarte oder Pleuratumoren
Perikarderguß
Starrer Thorax
   z. B. bei Kyphoskoliose oder Morbus Bechterew
Thorakoplastik
Gravidität
Adipositas
Aszites

*Ursachen obstruktiver Ventilationsstörungen:*
Obstruktive Bronchitis
Obstruktives Emphysem
Asthma bronchiale

z. B. nach einem Schädelhirntrauma, sind lediglich sedierende Maßnahmen möglich oder, soweit die Patienten maschinell beatmet werden, eine entsprechende Änderung des Beatmungsmusters.

### 2.9.4. Therapie der respiratorischen Azidose

Im Vordergrund steht die Behandlung der Grunderkrankung und Maßnahmen, die zur Verbesserung der Ventilation führen. Eine alkalisierende Therapie mit Natriumbikarbonat oder THAM sollte nicht zum Einsatz kommen. Das Plasmabikarbonat ist bei den metabolischen Kompensationsvorgängen ohnehin erhöht und seine Überkompensation dient nur einer weiteren Bremsung des Atemzentrums und einer Zunahme der respiratorischen Insuffizienz. Nur bei vital bedrohlicher respiratorischer Azidose kann kurzfristig eine alkalisierende Therapie unter gleichzeitiger Beatmungstherapie sinnvoll sein (s. Kapitel 3.4).

# 3. Blutgase

## 3.1. Physikalische und physiologische Vorbemerkungen

### 3.1.1. Begriff des Partialdruckes

Nach den Gasgesetzen übt ein Gas eines bestimmten Volumens einen bestimmten Druck aus. Die Einheit für diesen Druck wird in Atmosphären bzw. mmHg gemessen. Der Druck eines Gasgemisches ist gleich der Summe der Drucke, die die einzelnen Komponenten ausüben würden, wenn sie allein den Gasraum ausfüllten (Umrechnung von mmHg in kPa [Kilopascal], Tabelle 9).

Die atmosphärische Luft setzt sich aus 20,9% Sauerstoff, 0,01% Kohlendioxid, 78,0% Stickstoff und 1% Edelgasen zusammen.

Bei einem atmosphärischen Druck von 760 mmHg betrüge der Sauerstoffpartialdruck für Sauerstoff 158 mmHg, für Stickstoff 600 mmHg.

Auch in flüssigen Medien, z. B. im Blut oder im Gewebe, üben die gelösten Gase einen Partialdruck aus.

### 3.1.2. Sauerstofftransportkapazität

Beim Gasaustausch wird in den Lungenkapillaren ein Ausgleich des Sauerstoffpartialdruckes zwischen der luftgefüllten Alveole und dem Kapillarblut erzielt (Abb. 19). Bei normaler Ventilation beträgt der Sauerstoffgehalt in der Alveole ca. 14 Volumen %, entsprechend einem Sauerstoffpartialdruck von 100–104 mmHg. Das Blut verläßt die Lungenkapillare mit einem Sauerstoffpartialdruck von 100–104 mmHg. Durch physiologische arterio-venöse Kurzschlüsse im Lungenkreis-

**Tabelle 9.** Umrechnungstabelle von mmHg auf Kilopascal

| mmHg (= Torr) → kPa | | 0 | 1 | 2 | 3 | 4 | 5 | 6 | 7 | 8 | 9 |
|---|---|---|---|---|---|---|---|---|---|---|---|
| | 0 | – | 0,13 | 0,27 | 0,40 | 0,53 | 0,67 | 0,80 | 0,93 | 1,07 | 1,20 |
| | 10 | 1,33 | 1,47 | 1,60 | 1,73 | 1,87 | 2,00 | 2,13 | 2,27 | 2,40 | 2,53 |
| | 20 | 2,67 | 2,80 | 2,93 | 3,07 | 3,20 | 3,33 | 3,47 | 3,60 | 3,73 | 3,87 |
| $pCO_2$ | 30 | 4,00 | 4,13 | 4,27 | 4,40 | 4,53 | 4,67 | 4,80 | 4,93 | 5,07 | 5,20 |
| | 40 | 5,33 | 5,47 | 5,60 | 5,73 | 5,87 | 6,00 | 6,13 | 6,27 | 6,40 | 6,53 |
| | 50 | 6,67 | 6,80 | 6,93 | 7,07 | 7,20 | 7,33 | 7,47 | 7,60 | 7,73 | 7,87 |
| | 60 | 8,00 | 8,13 | 8,27 | 8,40 | 8,53 | 8,67 | 8,80 | 8,93 | 9,07 | 9,20 |
| | 70 | 9,33 | 9,47 | 9,60 | 9,73 | 9,87 | 10,00 | 10,13 | 10,27 | 10,40 | 10,53 |
| $pO_2$ | 80 | 10,67 | 10,80 | 10,93 | 11,07 | 11,20 | 11,33 | 11,47 | 11,60 | 11,73 | 11,87 |
| | 90 | 12,00 | 12,13 | 12,27 | 12,40 | 12,53 | 12,67 | 12,80 | 12,93 | 13,07 | 13,20 |
| | 100 | 13,33 | 13,47 | 13,60 | 13,73 | 13,87 | 14,00 | 14,13 | 14,27 | 14,40 | 14,53 |
| | 110 | 14,67 | 14,80 | 14,93 | 15,07 | 15,20 | 15,33 | 15,47 | 15,60 | 15,73 | 15,87 |
| | 120 | 16,00 | 16,13 | 16,27 | 16,40 | 16,53 | 16,67 | 16,80 | 16,93 | 17,07 | 17,20 |
| | 130 | 17,33 | 17,47 | 17,60 | 17,73 | 17,87 | 18,00 | 18,13 | 18,27 | 18,40 | 18,53 |
| | 140 | 18,67 | 18,80 | 18,93 | 19,07 | 19,20 | 19,33 | 19,47 | 19,60 | 19,73 | 19,86 |

Umrechnung: (mmHg) × 0,1333 = (kPa)
(kPa) × 7,501 = (mmHg)

Beispiel: 41 mmHg = 41 Torr = 5,47 kPa
Name der neuen Einheit Kilopascal
Beachte: mmHg ist praktisch gleich Torr

lauf stellt sich ein mittlerer arterieller Partialdruck für Sauerstoff im Lungenvenenblut von 80–100 mmHg ein.

Im Blut ist nur ein geringer Teil des Sauerstoffes physikalisch gelöst. Der überwiegende Teil des Sauerstoffes wird an Hämoglobin gebunden. Ein Hämoglobin-Molekül besitzt vier zweiwertige Eisenatome, welches jedes ein Molekül Sauerstoff binden kann. 1 g Hämoglobin kann maximal 1,34 ml Sauerstoff transportieren. Daraus errechnet sich die Sauerstofftransportkapazität.

Die Sauerstofftransportkapazität (angegeben in ml/100 ml Blut) = Hämoglobin (in g/100 ml Blut) × 1,34.

100 ml Blut mit einer Hämoglobin-Konzentration von 15g% können 20,5 ml Sauerstoff aufnehmen.

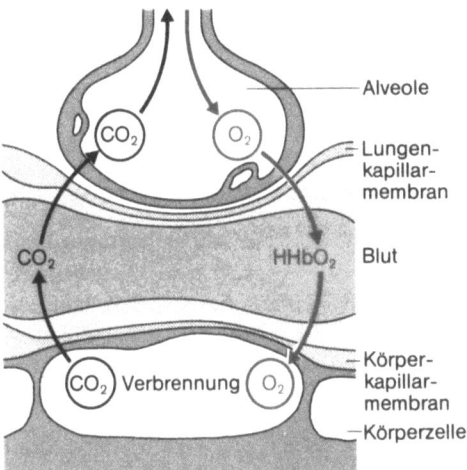

**Abb. 19.** Schema des Gasaustausches: In der Lunge diffundiert Sauerstoff (O$_2$) durch die Alveolar- und Kapillarmembran ins Blut. Es wird als Oxyhämoglobin in den Arterien zu den Kapillaren transportiert. Im Zellstoffwechsel wird Sauerstoff verbraucht und Kohlendioxid gebildet. Kohlendioxid diffundiert durch die Zellmembran und Kapillarmembran ins Blut und wird mit den Venen zur Lunge transportiert, wo es durch die Lungenkapillarmembran und durch die Alveolarmembran in die Alveole gelangt. (Aus: Matthys H (Hrsg) [1975] Lungenfunktionsprüfungen und Gastransport, Bd. 4. Dr. K. Thomae GmbH, Biberach an der Riss)

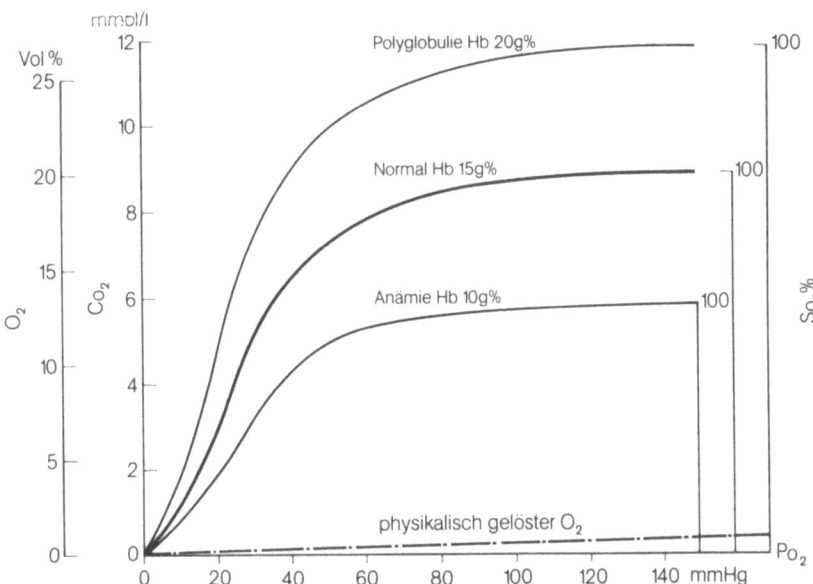

**Abb. 20.** Abhängigkeit der Sauerstofftransportkapazität von der Hämoglobin-Konzentration. Je niedriger die Hämoglobin-Konzentration im Blut, um so geringer die maximale Sauerstofftransportkapazität (CO$_2$). Trotz vollständiger Sättigung (SO$_2$%) kann bei der Anämie weniger Sauerstoff transportiert werden. Der physikalisch gelöste Sauerstoff im Blut spielt keine Rolle. (Aus: Matthys H (Hrsg) [1975] Lungenfunktionsprüfungen und Gastransport, Bd. 4. Dr. K. Thomae GmbH, Biberach an der Riss)

Blutgase

Die $O_2$-Transportkapazität ist damit wesentlich abhängig von der Hämoglobin-Konzentration des Blutes (Abb. 20).

Das Verhältnis zwischen dem sauerstoffbeladenen Hämoglobin (oxydiertes Hämoglobin) zum Gesamt-Hämoglobin wird die prozentuale Sauerstoffsättigung genannt. Eine Sättigung von 100% liegt vor, wenn der $O_2$-Gehalt gleich der Sauerstofftransportkapazität des Hämoglobins ist. Eine Sättigung von 50% liegt vor, wenn nur 50% des Hämoglobins mit Sauerstoff beladen ist. Im arteriellen Blut beträgt die Sauerstoffsättigung normalerweise 95–98%.

### 3.1.3. Sauerstoffdissoziationskurve

Die Affinität des Sauerstoffes zu Hämoglobin zeigt eine Abhängigkeit vom Sauerstoffpartialdruck. Bei hohem Sauerstoffpartialdruck ist das Hämoglobin fast vollständig mit Sauerstoff beladen, die Sättigung nahezu 100%. Bei niedrigem Sauerstoffpartialdruck nimmt der Anteil des nicht mit Sauerstoff beladenen, reduzierten Hämoglobins zu. Die Beziehung zwischen Sauerstoffsättigung und Sauerstoffpartialdruck ist in Abb. 21 dargestellt. Es geht daraus hervor, daß bei einer Abnahme des Sauerstoffpartialdruckes bis ca. 60 mmHg die prozentuale Sauerstoffsättigung des Blutes nahezu konstant bleibt, bei weiterer Abnahme der Sauerstoffspannung fällt die Kurve steil ab und das Hämoglobinmolekül gibt sein Sauerstoffmolekül ab. Diese Sauerstoffhämoglobindissoziationskurve hängt von verschiedenen Faktoren ab, z. B. von der Temperatur und vom pH-Wert (Abb. 21).

### 3.1.4. Transport von Sauerstoff im Blut

In den Lungenkapillaren bildet sich ein Gleichgewicht zwischen dem Sauerstoffpartialdruck der Alveole und dem physikalisch gelösten Sauerstoff in der Lungenkapillare. Entsprechend der Sauerstoffkapazität und der Sauerstoffaffinität wird das Hämoglobin mit

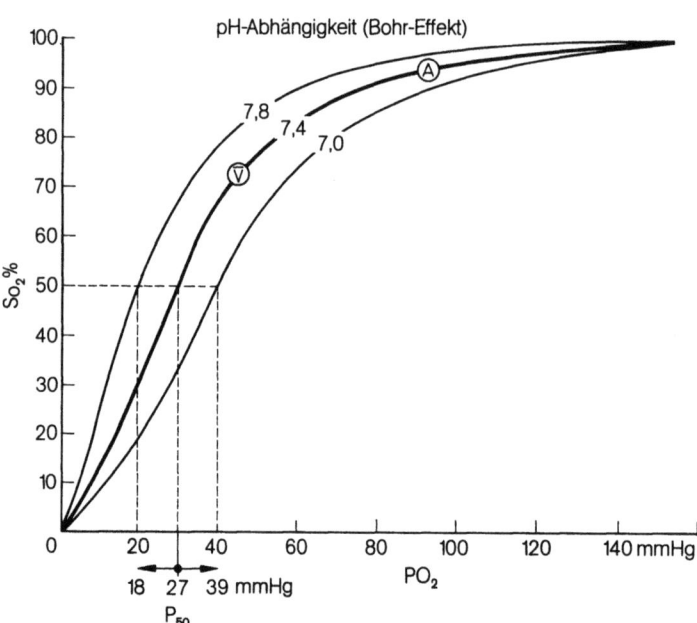

**Abb. 21.** Abhängigkeit der Sauerstoffsättigung des Hämoglobins vom pH-Wert. Je niedriger der pH-Wert, um so geringer ist bei gleichem Sauerstoffdruck die Sauerstoffsättigung. Die leichte Ansäuerung des Blutes in den Kapillaren durch Anreicherung von Kohlendioxid begünstigt dadurch die Sauerstoffabgabe, entsprechend wird durch die $CO_2$-Abatmung in der Lunge und den dadurch bedingten Anstieg des pH-Wertes des Lungenkapillarblutes die Sauerstoffaufnahme begünstigt. (Aus: Matthys H (Hrsg) [1975] Lungenfunktionsprüfungen und Gastransport, Bd. 4. Dr. K. Thomae GmbH, Biberach an der Riss)

Sauerstoff beladen. Nahezu vollständig mit Sauerstoff gesättigt wird das arterielle Blut in das Gewebe transportiert. Hier wird der Sauerstoff verbraucht; beim Abfall des Sauerstoffpartialdruckes im Gewebe gibt das Hämoglobinmolekül den Sauerstoff ab, wobei der Sauerstoffpartialdruck um 40 mmHg, die Sauerstoffsättigung auf ca. 75% abfällt.

Die Beladung des Hämoglobins mit Sauerstoff in der Lungenkapillare wird begünstigt durch die gleichzeitige Abatmung von Kohlendioxid, wodurch sich das Blut-pH zum alkalischen hin verschiebt. Die Sauerstoffabgabe in den Geweben wird begünstigt durch verminderte Sauerstoffaffinität des Hämoglobins infolge Verschiebung des Blut-pH zum Sauren hin, infolge Bildung von $CO_2$ im Gewebe (Bohr-Effekt).

### 3.1.5. Transport von Kohlendioxid im Blut

Verknüpft, aber grundsätzlich verschieden vom Sauerstofftransport ist der Transport des Kohlendioxides. Es entsteht im Gewebe bei den Verbrennungsvorgängen, diffundiert in die Kapillare und wird mit dem Blut zur Lunge transportiert und dort abgegeben. Im Gegensatz zum Sauerstoff wird Kohlendioxid überwiegend zu 60% im Plasma transportiert und zu ca. 40% in den Erythrozyten.

### 3.1.6. Regulation der Atmung

Es ist Aufgabe der Lunge, dem Körper ausreichend Sauerstoff zuzuführen und das im Stoffwechsel entstehende Kohlendioxid auszuatmen. Der Gasaustausch in der Lunge wird bestimmt durch die Vorgänge
1. Ventilation
2. kapilläre Perfusion
3. Diffusion.

Die zentrale Steuerung der Atmung ist in Abb. 22 dargestellt. Ein in- und exspiratorisches Atemzentrum liegt in der Medulla oblongata. Stimuliert wird das Atemzentrum durch den pH-Wert des arteriellen Blutes sowie dessen Sauerstoff- und Kohlendioxid-Spannung. Zusätzlich wird das Atemzentrum auf nervalem Wege über Chemorezeptoren,

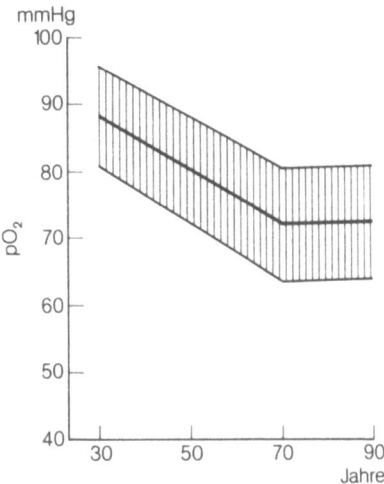

**Abb. 22.** Abhängigkeit der arteriellen Sauerstoffspannungen vom Lebensalter. Angegeben sind für die jeweiligen Lebensalter die Mittelwerte und die Streubreite. Im Alter kommt es physiologischerweise zum Absinken der arteriellen Sauerstoffspannung

die auf einen Abfall der Sauerstoffspannung reagieren, stimuliert. Weiterhin kann das Atemzentrum durch Dehnungsrezeptoren im Thorax-Lungen-System beeinflußt werden, sowie durch Einflüsse des Großhirnes.

## 3.2. Diagnostische Kriterien zur Beurteilung des Sauerstofftransportes

### 3.2.1. Sauerstoffpartialdruck

Der Sauerstoffpartialdruck zeigt einen beträchtlichen Altersgang der Normalwerte (Abb. 23). Mit zunehmendem Lebensalter findet sich physiologischerweise eine Abnahme des arteriellen Sauerstoffpartialdruckes. Neben dem Altersgang ist eine große Streuung innerhalb der einzelnen Lebensalter zu beachten. Weitere Faktoren, wie die Abhängigkeit von der Körperhaltung oder auch tageszeitliche Schwankungen, spielen auf die Höhe des arteriellen Sauerstoffpartialdruckes eine nicht unbeträchtliche Rolle.

Die Bestimmung des Sauerstoffpartialdruckes gibt einen guten Einblick in den pulmonalen Gasaustausch. Verschlechterungen des pul-

Blutgase

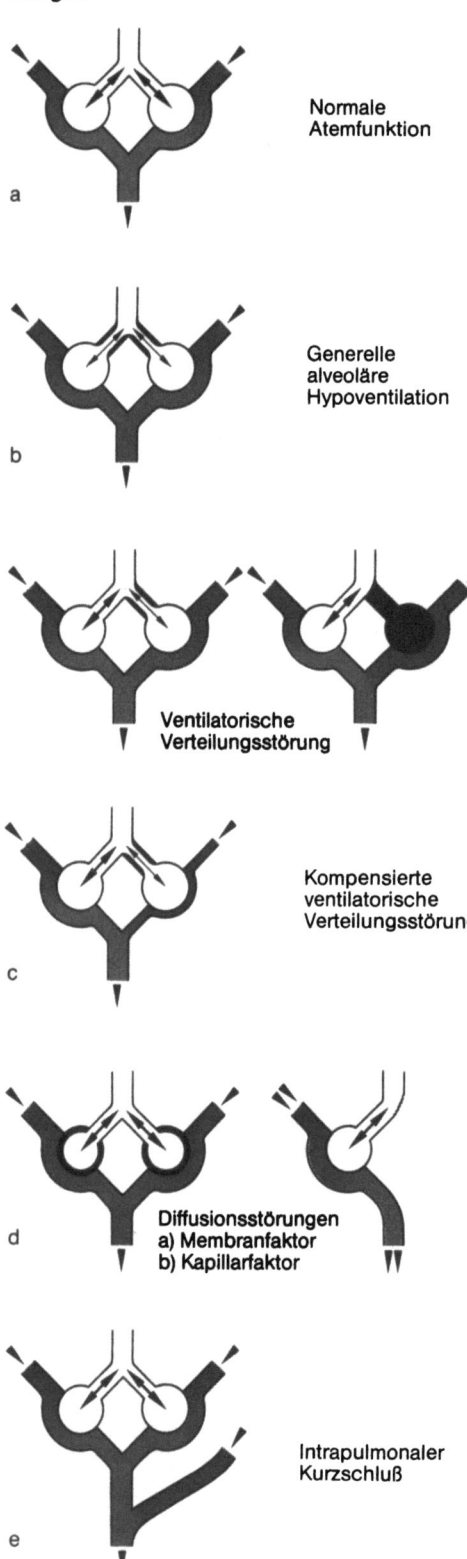

monalen Gasaustausches führen rasch zu einer Verminderung des Sauerstoffpartialdruckkes im arteriellen Blut. Die Sauerstoffspannung im arteriellen Blut gibt aber keine Aussage über die Sauerstoffversorgung der Gewebe. Ob das Gewebe ausreichend mit Sauerstoff versorgt ist, hängt zusätzlich von weiteren Faktoren ab:
1. Sauerstofftransportkapazität des Blutes, abhängig vom Hämoglobingehalt
2. Herzzeitvolumen
3. Gewebsdurchblutung
4. Sauerstoffverbrauch der Gewebe.

Auch bei vollständiger Sauerstoffsättigung des arteriellen Blutes kann im Gewebe ein Sauerstoffmangel auftreten bei verminderter Sauerstofftransportkapazität (Anämie, Kohlenmonoxidvergiftung, Methämoglobinämie), bei vermindertem Herzzeitvolumen, oder Lokalstörungen der Mikrozirkulation. Die mit diesen Zuständen gesteigerte Sauerstoffausnützung kann zu einem kritischen Abfall des Sauerstoffpartialdruckes auf der venösen Seite der Blutkapillare führen. Ursache für eine Gewebshypoxie ist häufiger die vermehrte Sauerstoffausschöpfung des Blutes als eine Störung des pulmonalen Gasaustausches. Be-

**Abb. 23. a** Normale Atemfunktion: die Alveolen werden gleichmäßig belüftet, die Kapillaren sind gleichmäßig durchblutet, das Lungenvenenblut ist arterialisiert. **b** Generelle alveoläre Hypoventilation: die Alveolen sind vermindert belüftet, die Kapillaren gleichmäßig durchblutet, das Lungenvenenblut ist nicht voll arterialisiert. **c** Ventilatorische Verteilungsstörungen: Die Alveolen sind ungleichmäßig belüftet, das Lungenvenenblut ist nicht voll arterialisiert. – Kompensierte Verteilungsstörungen: Die Durchblutung der schlecht belüfteten Alveolen ist reduziert. Somit ist das Lungenvenenblut trotz der ventilatorischen Verteilungsstörung arterialisiert. **d** Diffusionsstörungen: Infolge Diffusionsstörungen bei verdickter Basalmembran oder zu schnellem Blutstrom ist das Lungenvenenblut nicht voll arterialisiert. **e** Intrapulmonale Shuntverbindung: Bei ungestörter kapillärer Perfusion und alveolärer Ventilation wird dem Lungenvenenblut über (meist funktionelle) Kurzschlußverbindungen zwischen dem Stromgebiet der Lungenarterie und Lungenvene sauerstoffarmes Blut beigemischt, das Lungenvenenblut ist entsprechend nicht voll arterialisiert. (Nach Ferlinz R [1974] Lungen- und Bronchialerkrankungen. Lehrbuch der Pneumologie. Thieme, Stuttgart)

sonders empfindlich gegen Sauerstoffmangel ist das Gehirn. Sinkt der Sauerstoffpartialdruck am Ende der Hirnkapillare unter 18 mmHg, kommt es zum Bewußtseinsverlust; bei weiterem Absinken ist mit Auftreten von Zellnekrosen zu rechnen.

### 3.2.2. Sauerstoffsättigung

Die prozentuale Sauerstoffsättigung beträgt im arteriellen Blut bei normaler Lungenfunktion 95–98%. Hier gilt der für den Sauerstoffpartialdruck gültige Altersgang nicht. Die Sauerstoffsättigung gibt einen schlechten Einblick in die Störung des pulmonalen Gasaustausches. Erst bei bereits bedrohlicher Hypoxämie kommt es zum Abfall der Sauerstoffsättigung im arteriellen Blut. Die Sauerstoffsättigung gibt aber gut den Grad der Sauerstoffversorgung des Gesamtorganismus wieder. Aus der Differenz der arteriellen und zentralgemischt-venösen Sauerstoffsättigung ist die periphere Sauerstoffausschöpfung ablesbar. Diese arteriell-venöse Differenz der Sauerstoffsättigung ist abhängig vom Sauerstoffverbrauch und vom Herzzeitvolumen. Bei niedrigem Herzzeitvolumen, bei Herzinsuffizienz oder Kreislaufschock steigt daher diese a. v.-Differenz an. Unter physiologischen Bedingungen beträgt die Sauerstoffsättigung des zentral-nervösen Blutes 75%.
Die Bestimmung der Sauerstoffsättigung ist wichtig in der kardiologischen Diagnostik, z. B. bei der Bestimmung des Herzzeitvolumens nach dem Fickschen Prinzip oder bei der Bestimmung eines Links-Rechts-Shuntes bei angeborenen Herzfehlern, z. B. beim Vorhofseptumdefekt oder Ventrikelseptumdefekt.

### 3.2.3. Sauerstoffgehalt

Der Sauerstoffgehalt ergibt sich aus der Hämoglobinkonzentration und der Sauerstoffsättigung entsprechend der Sauerstoff-Hämoglobindissoziationskurve:
Normalwert im arteriellen Blut: 20–21 Vol.%
Normalwert im venösen Blut: 15,5 Vol.%

## 3.3. Störungen des pulmonalen Gasaustausches (Abb. 24)

Der pulmonale Gasaustausch kann gestört sein bei
1. genereller alveolärer Hypoventilation (Globalinsuffizienz),
2. Verteilungsstörungen (Ventilations-Perfusionsstörungen),
3. intrapulmonalem Rechts-Links-Shunt,
4. Diffusionsstörung.

### 3.3.1. Generelle alveoläre Hypoventilation

Ursachen der allgemeinen alveolären Hypoventilation:
1. Behinderung der Atmung durch Ergüsse, Aszites, postoperativer Ileus,
2. Schwäche der Atemmuskulatur oder partielle Lähmung der Atemmuskulatur,
3. zentral ausgelöste alveoläre Hypoventilation bei primär zerebraler Schädigung.

**Befunde bei alveolärer Hypoventilation**
Es ist sowohl der arterielle Sauerstoffpartialdruck erniedrigt, als der Kohlensäurepartialdruck erhöht. Unter einer Arbeitsbelastung verstärken sich diese Störungen. Unter Sauerstoffzufuhr bzw. Anreicherung der Atemluft durch Sauerstoff bessert sich der Sauerstoffpartialdruck bei unverändert erhöhtem Kohlensäurepartialdruck.

### 3.3.2. Verteilungsstörung

*Häufigste Ursachen:* Obstruktive Bronchitis, obstruktives Emphysem, Asthma bronchiale.
Veränderung der Blutgaszusammensetzung bei Verteilungsstörungen: Verteilungsstörungen bedingen eine respiratorische Partialinsuffizienz, d. h. Erniedrigung des arteriellen Sauerstoffpartialdruckes bei meist normaler oder leicht erniedrigter $CO_2$-Spannung als Ausdruck einer gesteigerten Ventilation bei Stimulation des Atemzentrums. Die arterielle Sauerstoffspannung steigt unter Arbeitsbelastung und unter Sauerstoffatmung an, bei gleichbleibendem Kohlensäurepartialdruck.

Blutgase

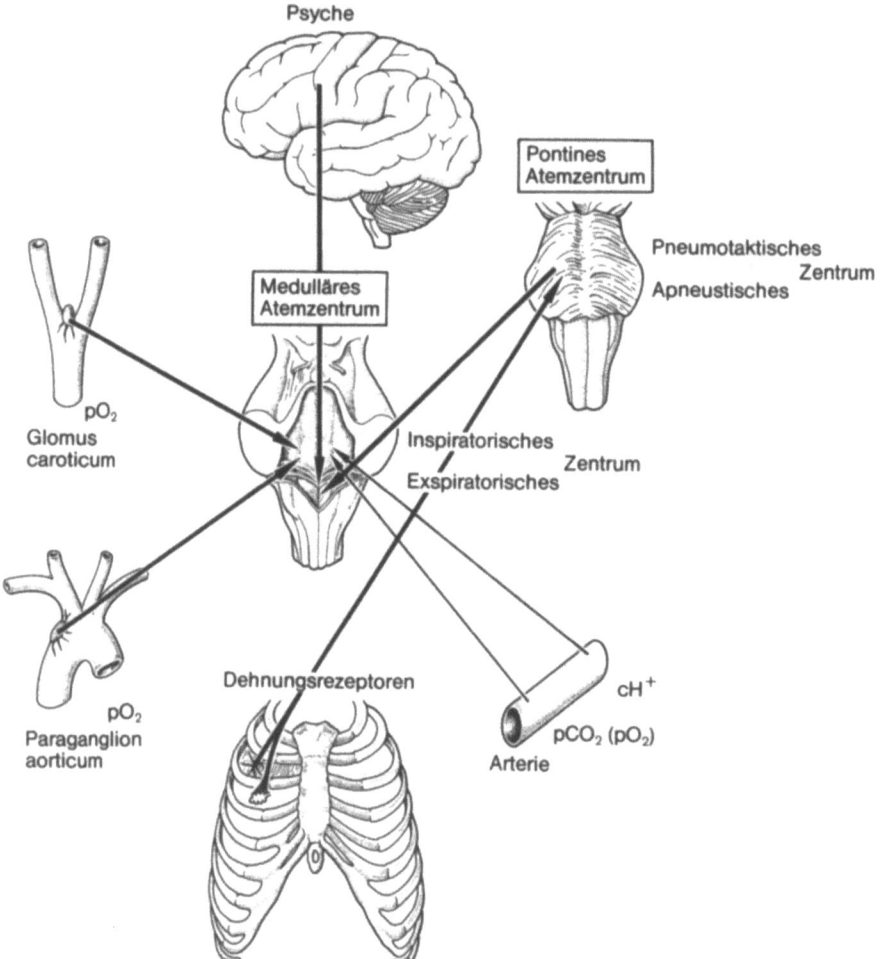

**Abb. 24.** Regulation der Atmung: Im Hirnstamm (Medulla oblongata) liegt das Atemzentrum. Der Anstieg der Wasserstoffionenkonzentration ($H^+$, entspricht dem Abfall des pH) und der Kohlensäurespannung ($pCO_2$) sowie ein Abfall der Sauerstoffspannung ($pO_2$) stimulieren das Atemzentrum. Beim Abfall der Sauerstoffspannung ($pO_2$) wird zusätzlich das Atemzentrum auf nervalem Wege durch Reizung von Chemorezeptoren im Glomus caroticum (nahe der Karotisgabel) stimuliert. Die Atemtiefe wird durch Dehnungsrezeptoren im Thorax-Lungen-System gesteuert. Das Atemzentrum kann durch höhere Gehirnregionen beeinflußt werden. (Aus: Ferlinz R [1974] Lungen- und Bronchialerkrankungen. Lehrbuch der Pneumonologie. Thieme, Stuttgart)

### 3.3.3. Intrapulmonale funktionelle Shuntverbindungen

Ursachen: Bei einer Pneumonie wird das venöse Blut im befallenen Lungenabschnitt nicht arterialisiert und dem Lungenarterienblut beigemischt. Sonst werden nicht-belüftete Lungenabschnitte auch entsprechend weniger perfundiert. Funktionelle Shuntverbindungen zwischen Lungenvene und Lungenarterie werden eröffnet bei Patienten mit terminaler Leberzirrhose, offenbar unter dem Einfluß besonderer vasoaktiver Substanzen. Funktionelle Shuntverbindungen werden auch eröffnet bei einer Therapie mit Dopamin.

**Veränderungen der Blutgasanalyse durch intrapulmonale Shuntverbindungen**
Charakteristisch ist hierfür die Partialinsuffizienz mit Verminderung des Sauerstoffpartialdruckes des arteriellen Blutes bei normalen Kohlendioxidspannungen. Unter Arbeitsbelastung und unter Sauerstoffatmung bleiben die Sauerstoffpartialdruckwerte niedrig.

### 3.3.4. Diffusionsstörungen

*Ursachen:* Eine Verlängerung der Diffusionsstrecke zwischen der Alveole und der Lungenkapillare kann sich bei allen interstitiellen Lungenerkrankungen entwickeln, z. B. bei Lungenfibrosen und beim interstitiellen Ödem. Diffusionsbedingte Störungen des Gasaustausches können Symptome einer Linksherzdekompensation mit Lungenödem oder eines Lungenödems infolge Überwässerung bei Niereninsuffizienz sein. Das Lungenödem macht aber überwiegend Verteilungsstörungen und pulmonale Shunts.
Diffusionsstörungen können neben der Verlängerung der Diffusionsstrecke auch durch Verkleinerung der Diffusionsfläche verursacht sein (Lungenresektion, Destruction größerer Lungenabschnitte, Verkleinerung des pulmonalen Gefäßbettes durch rezidivierende Lungenembolien).

**Veränderungen der Blutgase durch Diffusionsstörungen**
Ebenfalls Nachweis einer respiratorischen Partialinsuffizienz, Verminderung des arteriellen Sauerstoffpartialdruckes bei leicht erniedrigtem Kohlensäurepartialdruck. Unter Arbeitsbelastung verstärkt sich die arterielle Hypoxie, unter Sauerstoffatmung wird sie verbessert.

## 3.4. Therapie der respiratorischen Insuffizienz

Die therapeutischen Maßnahmen müssen sich in erster Linie auf die Beseitigung der Ursachen der respiratorischen Insuffizienz richten.

**Verminderte Ventilation**
Behinderung der Zwerchfellatmung (postoperativ), Aszites, Schwangerschaft, Ileus etc., Behinderung der Thoraxatmung (schmerzhafte Atmung bei Pleuritis, Rippenfrakturen, verminderte Dehnbarkeit des knöchernen Thorax [Alter, Kyphoskoliose, Morbus Bechterew]).
Restriktive Lungenerkrankungen, Pleuraerguß, Pleuraschwarte.
Zentral-bedingte Hypoventilation (Schädelhirntrauma, Tumor, Enzephalitis, Meningitis, Insult).
Neuromuskulär bedingte Hypoventilation (Myasthenia gravis, Tetanus, Poliomyelitis, hoher Querschnitt).
Bei zentral oder neuromuskulär bedingter Hypoventilation ist die frühzeitige Indikation zur maschinellen Beatmung zu stellen, auch ohne bereits manifeste respiratorische Insuffizienz.
Bei obstruktiver Lungenerkrankung broncholytische Therapie mit Beta-2-Stimulatoren in Verbindung mit Sekretolyse und Freihalten der Atemwege. Ggf. assistierte Beatmung.
Bei Lungenödem infolge einer Linksherzinsuffizienz ist Flüssigkeitsentzug durch Diuretika, Steigerung der Leistungsfähigkeit der linken Herzkammer oder deren Entlastung durch einen Vasodilatator notwendig. Beim interstitiellen Ödem – infolge Überwässerung bei Niereninsuffizienz – muß Flüssigkeitsentzug durch Ultrafiltration mit einem Dialyseverfahren erfolgen.
Die Atemluft kann mit Sauerstoff, durch Nasensonde oder Atemmaske angereichert werden. Eine Indikation dafür ergibt sich bei jeder respiratorischen Insuffizienz. Jedoch bei allgemeiner Hypoventilation mit respiratorischer Globalinsuffizienz ist damit nur eine Besserung des Sauerstoffpartialdruckes, nicht des Kohlensäurepartialdruckes zu erreichen. Der Kohlensäurepartialdruck kann bei einer Sauerstoffzufuhr einer respiratorischen Globalinsuffizienz sogar ansteigen, wenn nach Besserung der Hypoxie die Atemtiefe infolge geringerer Stimulation des Atemzentrums vermindert wird. Deshalb muß nach Beginn einer Sauerstoffzufuhr der Patient sorgfältig beobachtet werden und unter optimalen Be-

dingungen die Blutgasanalyse vor und ca. 1–2 h nach Beginn der Sauerstofftherapie wiederholt werden. Kommt es zu keiner Zunahme der Hyperkapnie, kann auch bei respiratorischer Globalinsuffizienz die Sauerstofftherapie fortgeführt werden.

**Sonstige Maßnahmen**
Zentral stimulierende Maßnahmen, wie z. B. die Gabe von Mikoren, sind wenig effektvoll und entbehrlich. Alkalisierende Maßnahmen zur Behandlung der respiratorischen Insuffizienz erscheinen nur zur Überbrückung einer akut bedrohlichen Situation indiziert. Eine Pufferung der Kohlendioxidspannung bei Hyperkapnie mit Natriumbikarbonat ist aus quantitativen Gründen unmöglich.

Soweit pflegerische Maßnahmen zur besseren Ventilation (Lagerung, Absaugung etc.) oder andere entlastende Maßnahmen (z. B. Pleurapunktion, Aszites-Punktion etc.) in Verbindung mit der Sauerstoffzufuhr einen Abfall der Sauerstoffspannung unter 60 mmHg nicht verhindern können oder die $CO_2$-Spannung über 60 mmHg im arteriellen Blut ansteigt, ist eine maschinelle Beatmung angezeigt.

# 4. Prinzipien der Untersuchungsmethoden des Säure-Basen-Haushaltes und der Blutgase

## 4.1. Bestimmung des pH-Wertes

### 4.1.1. pH-Indikatoren

Die einfachste Methode zur Bestimmung des pH-Wertes in einer Flüssigkeit ist die Verwendung eines Indikatorfarbstoffes. Indikatoren sind organische Farbstoffe, die beim Übergang von saurer zu alkalischer Lösung oder umgekehrt einen Farbumschlag zeigen.
Die wichtigsten Indikatoren sind:
Lakmus: In saurer Lösung rot, in alkalischer Lösung blau.
Methylorange: In saurer Lösung rot, in alkalischer Lösung gelb.
Phenophthalein: In saurer Lösung farblos, in alkalischer rot.

Mit Hilfe mit Indikatoren beladener Papierstreifen kann der pH-Wert einer Flüssigkeit grob quantitativ bestimmt werden. Die Bestimmung des pH-Wertes erfolgt durch Vergleich mit einer Farbskala.

### 4.1.2. Messung des pH-Wertes mit pH-Glaselektroden

Genauere pH-Wertbestimmungen erfordern die Anwendung einer pH-Glaselektrode.

**Prinzip der Methode**
Eine pH-Elektrode besteht aus einer Arbeitselektrode und einer Bezugselektrode (Abb. 25).

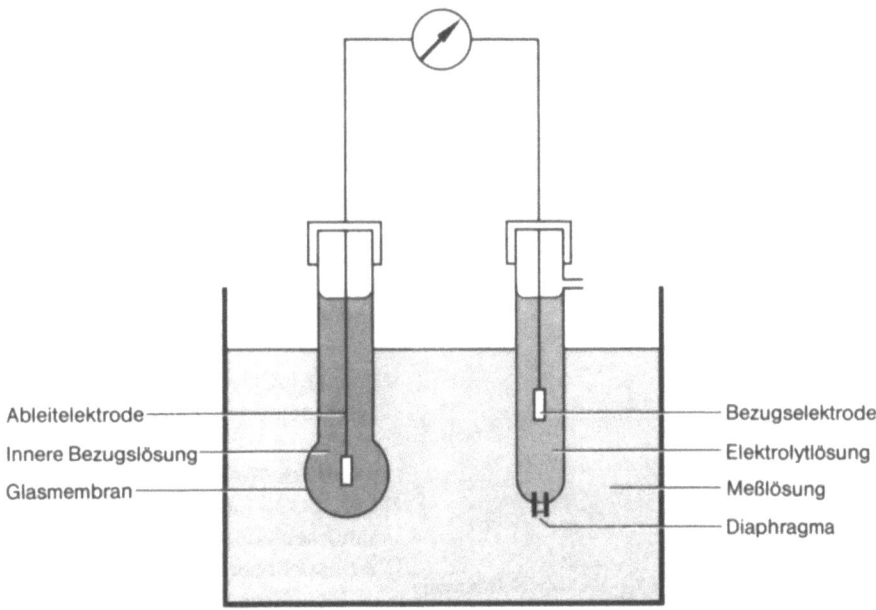

**Abb. 25.** Schema einer pH-Elektrode, Erklärung s. Text. (Aus: Müller-Plathe O [1973] Säure-Basen-Haushalt und Blutgase. Pathophysiologie - Klinik - Methodik. Thieme, Stuttgart)

Die Arbeitselektrode besteht aus einem Glaskolben, welcher gefüllt ist mit einer inneren Bezugslösung, mit einem konstanten pH-Wert und einer Ableitelektrode. Die Arbeitselektrode wird in die zu untersuchende Lösung eingetaucht. An der Glaswand der Arbeitselektrode wird ein elektrisches Potential aufgebaut, welches direkt proportional dem pH-Wert der zu untersuchenden Lösung ist. Dieses elektrische Potential wird von der Ableitelektrode aufgenommen. Zur Bestimmung der Potentialdifferenz wird die Ableitelektrode mit der Bezugselektrode verbunden. Die Bezugselektrode steht in direkter Verbindung mit der zu messenden Lösung, allerdings ist sie bei den meisten Geräten getrennt durch ein Diaphragma, um Elektrodenverschmutzungen, z. B. durch Fibrinablagerungen, zu vermeiden.

**Technische Probleme bei der pH-Messung**
1. Die pH-Messung mit der Glaselektrode ist temperaturempfindlich. Die exakte Bestimmung des pH-Wertes erfordert eine konstante Temperatur bei der Messung. Bei Bestimmung des Blut-pH muß die Temperatur der Probe konstant auf 37 °C gehalten werden.
2. Die Glasmembran der Arbeitselektrode und die Membran der Bezugselektrode sind sehr empfindlich gegenüber Verschmutzungen und Beschädigungen. Die Glasmembran wird bei Austrocknung gebrauchsunfähig.
3. Die Eichpufferlösungen verderben leicht und führen zu systematischen Fehlern.

**Typen von pH-Glaselektroden**
Wir unterscheiden zwei Anordnungen einer pH-Glaselektrode.

*Stabelektrode:* Arbeits- und Bezugselektrode sind in einer stabförmigen Einheit zusammengefaßt. Mit deren Hilfe kann der pH-Wert leicht in Flüssigkeiten gemessen werden, wie z. B. im Urin, Magensaft etc. Messung unter anaeroben Bedingungen, wie sie für Blut-pH-Wertbestimmungen notwendig sind, sind damit nicht oder nur sehr aufwendig möglich.

*Kapillarelektroden:* Die Glasmembran der Arbeitselektrode hat eine Kapillarform. Das Untersuchungsmaterial wird in die Kapillarelektrode gesaugt. Diese Kapillarelektroden eignen sich besonders für Messung unter anaeroben Bedingungen, die für Blutuntersuchungen erforderlich sind.

## 4.2. Bestimmung der Kohlensäuredioxid-Spannung (pCO$_2$)

Für die pCO$_2$-Bestimmung wird eine pCO$_2$-Elektrode verwandt.

**Prinzip der Methode** (Abb. 26)
Die pCO$_2$-Elektrode hat prinzipiell einen ähnlichen Aufbau wie die pH-Glaselektrode. Sie besteht ebenfalls aus einer Arbeitselektrode und Bezugselektrode. Es wird der pH-Wert in einer Bikarbonatlösung gemessen, die von der zu untersuchenden Lösung durch eine

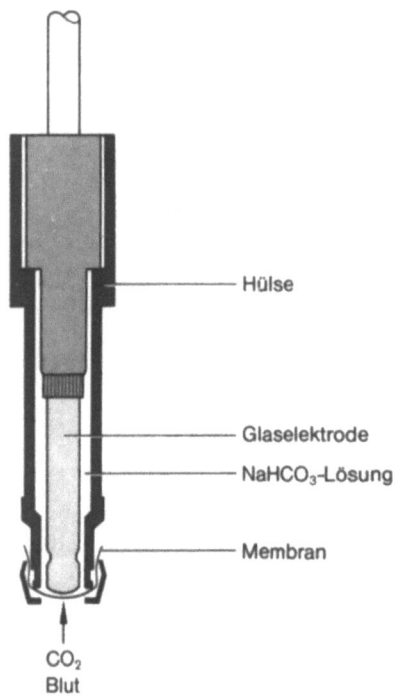

**Abb. 26.** Schema einer CO$_2$-Elektrode, Erklärung s. Text. (Nach: Müller-Plathe O [1973] Säure-Basen-Haushalt und Blutgase. Pathophysiologie - Klinik - Methodik. Thieme, Stuttgart)

Membran abgetrennt ist. Diese Membran ist nur für $CO_2$ durchlässig. Der pH-Wert in der Bikarbonatlösung ist abhängig allein vom $pCO_2$. Zwischen dem $pCO_2$ des zu untersuchenden Materials (z. B. Blut) und dieser die Elektrode umgebenden Bikarbonatlösung stellt sich ein Gleichgewicht ein. Dieses benötigt eine Einstellzeit, die ca. 1 min betragen kann.

$pCO_2$-Elektroden sind besonders empfindliche Systeme, insbesondere kann die Membran leicht beschädigt werden; sie wird ebenfalls unbrauchbar durch Austrocknung oder Verunreinigung.

## 4.3. Bestimmung des vollständigen Säure-Basen-Status

Wie in Kapitel 2.3.1 ausgeführt, ist für die Bestimmung eines vollständigen Säure-Basen-Haushaltes erforderlich:
die Bestimmung des aktuellen pH-Wertes,
die Kohlendioxidspannung und die Bestimmung eines Parameters
der metabolischen Komponente (aktuelles Bikarbonat, Basenexzeß u. a.).

### 4.3.1. Indirekte Methode zur Bestimmung des vollständigen Säure-Basen-Status

Nach der von Astrup (+ Sigaard-Andersen u. Mitarb.) beschriebenen Methode wird der Säure-Basen-Status nur durch Bestimmung des Blut-pH unter verschiedenen Bedingungen erhoben.
Gemessen wird:
1. das aktuelle pH
2. Blut-pH, nachdem das Blut mit einem Gas mit einem $pCO_2$-Druck von 20–30 mmHg ins Gleichgewicht gebracht wird.
3. Blut-pH, nachdem das Blut mit einem Gas mit einem $CO_2$-Druck von 50–60 mmHg ins Gleichgewicht gebracht wurde.

Errechnet wird dabei, bzw. aus Nomogrammen bestimmt, der $pCO_2$ des zu untersuchenden Blutes sowie die notwendigen metabolischen Parameter (aktuelles Bikarbonat, Basenexzeß u. a.).

Nach der Henderson-Hasselbalchschen Gleichung gilt:

$$\frac{HCO_3^-}{H_2CO_3} \times K = pH$$

($HCO_3^-$ = Bikarbonat
$H_2CO_3$ = Kohlensäure
K = Konstante).

Aus dem pH-Wert und der Kohlensäurespannung läßt sich die Bikarbonatkonzentration als Unbekannte errechnen.

### 4.3.2. Direkte Methode zur Bestimmung der Parameter des Säure-Basen-Status

Hierbei wird aktuelles pH, $pCO_2$ mittels einer $pCO_2$-Elektrode und des Hämatokrit direkt gemessen. Normographisch ermittelt bzw. errechnet wird ebenfalls aktuelles Bikarbonat (und andere metabolische Parameter).
Die heute in der Klinik zur Verfügung stehenden Geräte zur Bestimmung des Säure-Basen-Haushaltes arbeiten weitgehend halbautomatisch oder automatisch. Wir bestimmen in der Regel den Säure-Basen-Status direkt durch Messung des pH-Wertes, und der $pCO_2$-Spannung. Gleichzeitig wird oftmals die Sauerstoffspannung des Blutes zusätzlich bestimmt. Der Vorteil der vollautomatischen Geräte ist die leichtere Handhabung, da alle Eichvorgänge vom Gerät automatisch vorgenommen werden und die Analysezeit dadurch auf ein Minimum reduziert wird (Abb. 27).

### 4.3.3. Kontinuierliche Messung der Parameter des Säure-Basen-Status

In der Regel sind nur Einzelmessungen zu beliebig wählbaren Zeitpunkten möglich. Für bestimmte Fragestellungen ist jedoch die kontinuierliche Überwachung der Parameter des Säure-Basen-Haushaltes notwendig. Dieses Prinzip wird in einem Therapiecomputer zur Behandlung des diabetischen Komas verwendet. Es handelt sich um ein kontinuierliches Monitoringsystem zur automatischen und kontinuierlichen in vivo-Messung der Stoffwechselgrößen pH, $pCO_2$, Natrium, Kalium, Osmolalität, Glukose.

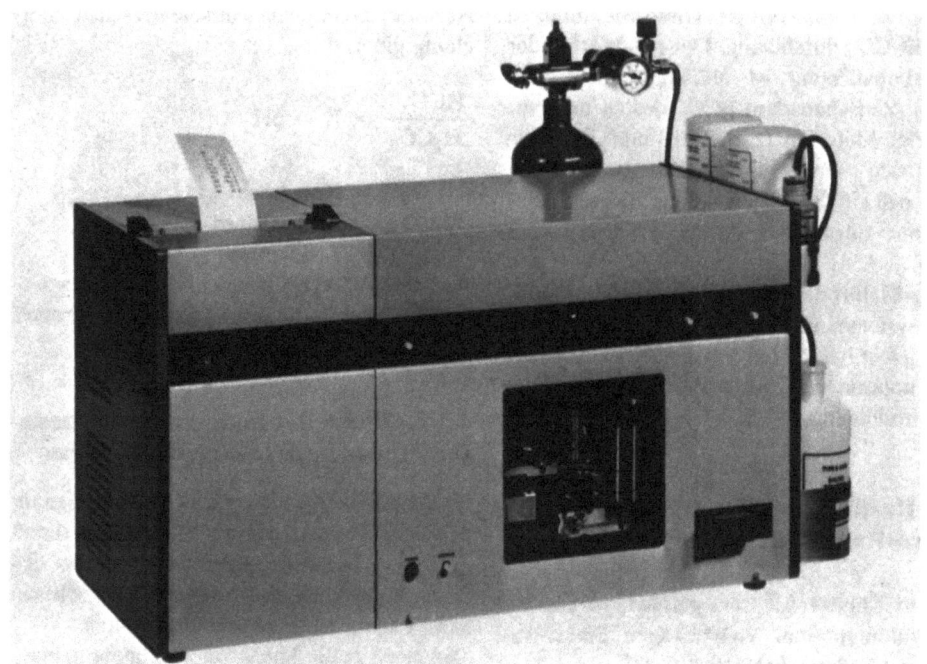

**Abb. 27.** Ansicht eines vollautomatischen Gerätes zur Bestimmung aller Parameter des Säure-Basen-Haushaltes und der Blutgase. (ABL 1, Firma Hillerkus)

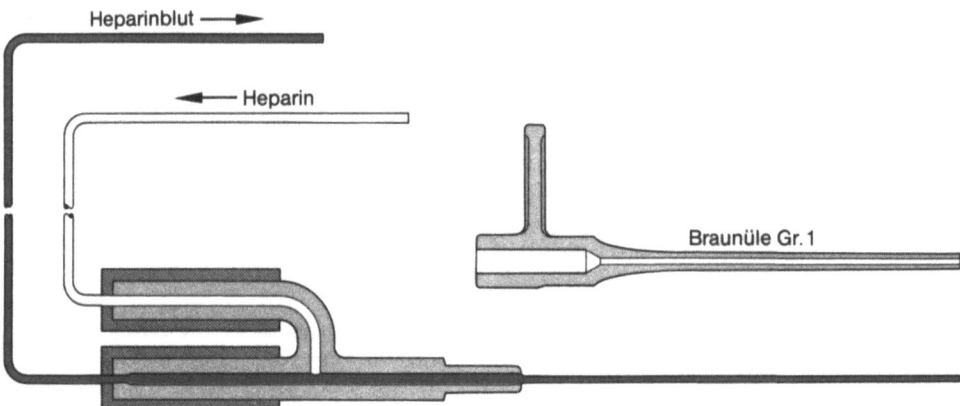

**Abb. 28.** Schematischer Aufbau einer doppellumigen Kanüle zur kontinuierlichen in vivo-Messung von Parametern des Säure-Basen-Haushaltes (Nach H. Seiler)

Gesteuert von diesem Monitoringsystem wird die Geschwindigkeit der Infusion von Flüssigkeiten, Elektrolyten, Natriumbikarbonat und Insulin.

Für solche kontinuierlichen Messungen wurde eine doppellumige Kanüle hergestellt (Abb. 28). Mittels dieser doppellumigen Kanüle kann eine extravasale (extrakorporale) Heparinisierung vorgenommen werden. Über eine Proportionierungspumpe wird über einen Schenkel mit einem Flow von 1,8 ml/h Heparin bis zur Katheterspitze zugeführt, das zusammen mit dem aspirierten Blut als ungerinnbares Heparinblut wieder über die Pumpe abgesaugt wird. Der Blutverlust pro Stunde beträgt bei dieser Methode 1,2 ml/h. Messungen über lange Zeiträume sind dabei möglich. Die Bestimmung von pH und $pCO_2$ erfolgt dabei mit der üblichen Methodik.

## 4.4. Bestimmungsmethoden zur Untersuchung der Sauerstoffparameter

### 4.4.1. $pO_2$-Meßelektroden

Elektroden zur Bestimmung der Sauerstoffspannung bestehen aus einer Platinelektrode. Wird in einer solchen Platinelektrode eine Spannung angelegt (negative Ladung) und diese Elektrode in eine Elektrolytlösung getaucht, so wird der an die Platinkathode gelangte Sauerstoff reduziert. Sauerstoffatome nehmen dabei je zwei Elektronen auf ($O_2$ + 4 Elektronen → 2 $O^{2-}$)
Der Stromfluß an der Elektrode hängt von der Menge $O_2$ ab, die an die Kathode gelangt und kann dadurch direkt gemessen werden (Abb. 29).

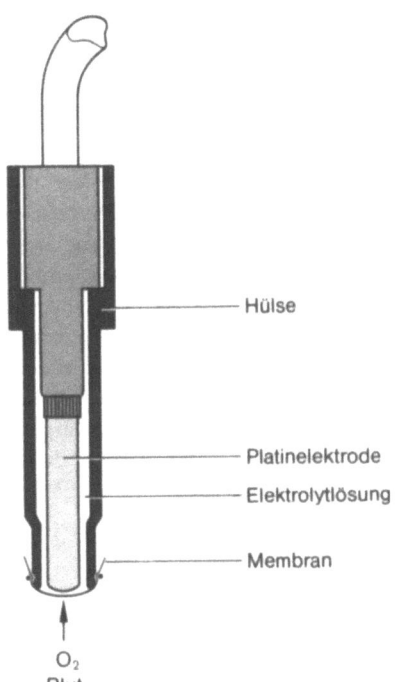

**Abb. 29.** Schema des Aufbaus einer $O_2$-Platinelektrode. Erklärung s. Text. (Nach: Müller-Plathe O [1973] Säure-Basen-Haushalt und Blutgase. Pathophysiologie - Klinik - Methodik. Thieme, Stuttgart)

**Technische Probleme der $pO_2$-Elektroden**

1. Der Sauerstoff in der Probe wird verbraucht, deshalb sind bestimmte Meßvoraussetzungen erforderlich.
2. Der reduzierte Sauerstoff verschiebt den pH-Wert der Elektrolytlösung, welche die Platinelektrode umgibt. Reduzierter Sauerstoff bildet zunächst $H_2O_2$ (Wasserstoffsuperoxid) und zerfällt in zwei Hydroxylionen (2 $OH^-$).
3. Die Elektroden sind sehr empfindlich, verschmutzen leicht und werden durch Austrocknen beschädigt.
4. Die Messung des $pO_2$-Wert ist stark temperaturabhängig.

Messungen der Sauerstoffspannung im Blut sind für klinische Belange nur als Einzelbestimmungen möglich. Kontinuierliche Überwachungssysteme stehen nicht zur Verfügung. In der Entwicklung sind intravasale Sonden zur kontinuierlichen Messung des Sauerstoffpartialdruckes. Allerdings stehen diese Methoden für die Routine noch nicht zur Verfügung.

### 4.4.2. Transkutane Messung des Sauerstoffpartialdruckes

Dagegen ist eine transkutane Messung des pH-Wertes grundsätzlich kontinuierlich und mit geringem technischen Aufwand möglich: Der Sauerstoffpartialdruck kann prinzipiell auch transkutan bestimmt werden. Zwischen dem arteriellen Blut bzw. dem Blut der Kapillaren der Haut und der Grenzschicht der Haut stellt sich ein Diffusionsgleichgewicht der Sauerstoffspannung ein. Mit Hilfe einer Sauerstoffelektrode, die auf 45 °C Temperatur stabilisiert wird, kann der $pO_2$-Wert der Grenzschicht der Haut gemessen werden. Dieser ist repräsentativ für die Sauerstoffspannung des arteriellen Blutes.
Diese Methode, die den Vorteil der nicht-invasiven $pO_2$-Messung mit der Möglichkeit zur kontinuierlichen Registrierung hat, hat ihre Bewährung aber bisher nur in der perinatalen Medizin bestanden. Methodische Probleme behindern den Einsatz beim Erwachsenen:

Die Hautdicke, Schweißbildung und die wechselnde Durchblutung der Haut sind Größen, die die Sauerstoffdiffusion durch die Haut mitbestimmen. Sie sind bei einem Erwachsenen bei einer Langzeituntersuchung nicht konstant zu halten. Insbesondere die wechselnde Hautdurchblutung bei kreislauflabilen Patienten grenzt die Anwendungsmöglichkeit in der Intensivmedizin erheblich ein. Ein Ausweg könnte die transmuköse Messung des Sauerstoffpartialdruckes darstellen, wobei die Meßelektroden an der Mundschleimhaut angebracht werden. Bei dieser Meßart können die Untersuchungsbedingungen besser konstant gehalten werden, da im Schock die Durchblutung der Mundschleimhaut weniger betroffen ist.

### 4.4.3. Oxymetrische Bestimmung der Sauerstoffsättigung

**Prinzip**

Bei der oxymetrischen Bestimmung der Sauerstoffsättigung wird sich die Tatsache zu Nutzen gemacht, daß im verschiedenen Wellenbereich des Lichtes Hämoglobin und Oxyhämoglobin (HB und $HbO_2$) das Licht in unterschiedlichem Ausmaße absorbiert bzw. reflektiert wird (Absorptionsoxymetrie, Reflexionsoxymetrie).

Bei einer Wellenlänge des Lichtes von 506 nm (Grünbereich) ist die Absorption des Lichtes durch Hämoglobin und Oxyhämoglobin identisch. Bei einem Licht der Wellenlänge zwischen 560 und 800 nm (Grün- bis Infrarotbereich) ist die Absorption des Lichtes durch Hämoglobin größer als durch Oxyhämoglobin. Mißt man die Absorption des Lichtes mit zwei verschiedenen Wellenlängen (z. B. 506 und 598 nm), so ist die Absorption bei der Wellenlänge von 506 nm abhängig von dem Gesamt-Hämoglobin ($Hb + HbO_2$). Bei der Wellenlänge von 598 nm ist sie um so geringer, je mehr Hämoglobin mit $O_2$ gesättigt ist. Das Verhältnis $Hb/HbO_2$ entspricht dem Sauerstoffsättigungsgrad.

Die Oxymetrie mit dem Reflexionsprinzip läßt verschiedene Meßanordnungen zu:
1. Einzelblutprobenbestimmung: Das Blut wird in eine Küvette eingebracht und die Messung als Einzelmessung vorgenommen.
2. Das Blut wird durch eine Küvette kontinuierlich durchgeleitet und die Sauerstoffsättigung fortlaufend gemessen.
3. Mit der Reflexionsoxymetrie können auch invasive Messungen in vivo vorgenommen werden.

Mittels eines Einschwemmkatheters nach Swan-Ganz kann der Katheter z. B. in die Pulmonalarterie vorgeschoben werden. Mittels Fiberglasbündel, die im Katheter verlaufen, wird Licht von zwei verschiedenen Wellenlängen am distalen Ende des Katheters ins Blut eingestrahlt und mit einem weiteren Fiberglasbündel das reflektierte Licht zur Messung in den Analysator zurückgeleitet.

Die Sauerstoffsättigung im jeweiligen Kreislaufabschnitt läßt sich auf diese Weise auch kontinuierlich registrieren.

Eine solche Messung der $O_2$-Sättigung kann für zwei Indikationsbereiche wertvoll sein:
1. bei einer Rechtskatheterisierung zur Bestimmung von Shuntverbindungen oder bei Kenntnis der Sauerstoffaufnahme zur Bestimmung des Herzzeitvolumens (Ficksches Prinzip);
2. zur Überwachung von Intensivpatienten mit drohender kardiopulmonaler Insuffizienz. Die $O_2$-Sättigung im gemischt-zentralen Blut (rechter Vorhof, rechter Ventrikel, A. pulmonalis) gibt ein Maß für die $O_2$-Versorgung des Gesamtorganismus wieder. Die Sauerstoffsättigung im venösen Blut hängt ab von der Sauerstofftransportkapazität, dem Sauerstoffverbrauch der Gewebe und vom Herzzeitvolumen. Geeignet ist eine solche Messung der Sauerstoffsättigung deshalb zur Überwachung schockgefährdeter Patienten und bedingt zur Überwachung beatmeter Patienten. Beim Abfall der venösen Sauerstoffsättigung unter 65% ist eine kritische Situation erreicht. Dem entspricht etwa ein Abfall des venösen Sauerstoffdruckes unter 25 mmHg. Bei einer venösen Hypoxie diesen Ausmaßes ist die kritische Grenze erreicht, wo im venösen Schenkel der Kapillare die Sauerstoffversorgung nicht mehr ausreicht.

**Nachteile der in vivo-Oxymetrie**

Sie besitzt alle Nachteile der invasiven Methode, der Schwierigkeit und des Risikos der Plazierung des Katheters, das Risiko des längeren Verweilens eines venösen Katheters (Infektion). Technische Probleme mit der Fiberglasoptik (Faserbruch, Verschmutzung des distalen Endes durch Blutgerinnsel und Fibringerinnsel). Dadurch häufig falsche Messung mit entsprechend häufigem Fehlalarm.

## 4.5. Laktatbestimmung

Zur Überwachung schockgefährdeter Patienten, bei denen infolge Sauerstoffdefizite in peripheren Geweben bei anaerober Glykolyse Laktat vermehrt gebildet wird, kann die Bestimmung der Blutlaktatkonzentration hilfreich sein.

Allerdings ergibt sich mit Hilfe dieser Bestimmung qualitativ keine andere Aussage als durch die Bestimmung der Parameter des Säure-Basen-Haushaltes allein. Lediglich eine metabolische Azidose ist damit als Laktazidose zu interpretieren. Die Laktat-Konzentrationen haben aber bessere prognostische Aussagekraft als die Parameter des Säure-Basen-Status.

Die Bestimmung des Laktats kann mit biochemischen Methoden als Einzelbestimmung erfolgen. Dabei ist besondere Sorgfalt bei der Blutabnahme und sofortige Weiterverarbeitung des Blutes erforderlich (Blutentnahme aus nicht-gestauter Vene, sofortige Durchmischung mit Triperchloressigsäure im eisgekühlten Glas, Abzentrifugation des Eiweißniederschlages, Tieffrieren der Probe bis zur Bestimmung bei $-20°$).

Zur Bestimmung des Laktats sind auch Autoanalyser geeignet, die als Bedside-Methode Verwendung finden können. Dabei wird das Blut direkt in den Autoanalyser eingeführt. Das Ergebnis steht rasch zur Verfügung, für klinische Fragestellungen liefern die Geräte ausreichende Genauigkeit. Der Nachteil dieser Geräte sind die hohen Anschaffungskosten im Vergleich zum niedrigen Informationswert des Ergebnisses.

# 5. Sachverzeichnis

Absorptionsoxymetrie 44
Acetolyt 25
Addison-Erkrankung 9, 20
Additionsalkalose 16, 24
Aldosteronismus 20
–, primärer 23
–, sekundärer 23
Alkalose, dekompensierte 13
–, metabolische 9, 13
–, respiratorische 13, 24
Ammoniak 9
Ammoniumchlorid 23, 27, 28
Ammonium, Harn- 13
Anion 2
Anode 2
Arterienpunktion 11
Atmung, Steuerung 33
Azetessigsäure 6
Azeton-Körper 16
Azidose, metabolische 9, 13, 14
–, Niereninsuffizienz 16
–, renal-tubuläre 22
–, respiratorische 13, 16

Basen 3, 5
Basenbelastung 8
Basendefizit 10
Basenexzeß 10
Benztraubensäure 20
β-Hydroxybuttersäure 6
Bikarbonat, Urinkonzentration 13
Bikarbonatresorption, renale 8
Bluthirnschranke 18
Bohr-Effekt 33
Bronchospastik 17

Calciumzufuhr 29
Chemorezeptoren 33
Conn-Syndrom 23

Diarrhoe 24
Diffusionsstörung 17, 25, 35
Dissoziation 2
Dissoziationsgleichgewicht 5

Elektrolyte 2
Erhaltungsbedarf 26
Essigsäure 4, 5

Fanconi-Syndrom 22
Ficksches Prinzip 35

Gallenfisteln 23
Gasaustausch 33
Gesamtpufferkapazität 7
Globalinsiffizienz 35
Glykolyse, anaerobe 45

Hämoglobin 31
Henderson-Hasselbalchsche, Gleichung 7
Herzzeitvolumen 35
Hydrolyse 5
Hyperkaliämie 17
Hyperkapnie 13, 16, 17, 25
Hypernaträmie 27
Hyperventilation 14
Hyperventilationssyndrom 17, 24
Hypokapnie 13

Ion 2

Kaliummangel 9, 19
Kaliumüberschuß 19
Kapillarblutentnahme 11
Kapillarelektrode 40
Kation 2
Kathode 2
Kohlendioxid 6
Kohlendioxidgehalt, Blut 8
Kohlendioxid-Spannung 10
Koma, diabetisches 16
–, hyperosmolares 21
–, keto-azidotisches 22
Kompensation, metabolische 8
–, respiratorische 7, 8
Korrekturbedarf 26
Kreislaufschock 21
Kreislaufstillstand 20
Kussmaulsche Atmung 17

Lakmus 39
Laktat 45
Laktatazidose 16, 22
Lungenerkrankung, obstruktive 17
–, restriktive 17, 25
Lysinchlorid 28

Medulla oblongata 33
Methionin 6

## Sachverzeichnis

Methylorange 39
Milchsäure 20
Milchsäurebildung 6
Milieu, inneres 1
Mineralokortikoide 9
Mischalkalose 14
Mischazidose 14, 16
Mixtura solvens 23

Natriumazetat 5
Natriumazetatpuffer 4
Natriumbikarbonat, Therapie 25
Natriumbikarbonatpuffersystem 7
Nicht-Bikarbonatpuffer 7

**Pankreasfisteln** 23
Partialdruck 29
Phenophthalein 39
Phosphatsäureester 6
pH-Elektrode 39
pH-Indikator 39
pH-Wert 3, 10
pH-Wert, Harn 13
Plasma-Bikarbonat, aktuelles 10
Pufferung 4

**Reflexionsoxymetrie** 44

Säure 3, 5
Säurebelastung 8
Säure-Basen-Haushalt, intrazellulärer 18
Salz 5
Sauerstoff-Affinität 32
Sauerstoffmangel 6
Sauerstoffpartialdruck, Messung, transkutane 43
Sauerstoffsättigung 35
–, Bestimmung, oxymetrische 44
–, prozentuale 32
Sauerstofftransportkapazität 31, 32
Shunt, Rechts- Links- 35
Shuntverbindung, intrapulmonale 25
Subtraktionsalkalose 16, 24
Subtraktionsazidose 16
Stabelektrode 40
Standardbikarbonat 10

**T-Drainage** 24
Tetanische Symptome 17
Total-$CO_2$ 10
Titrationsazidität 13
Thromethamol 27

**Uralyt U** 25

**Ventilationsperfusionsstörungen** 35
Verbrauchskoagulopathie 17

# Fachschwester – Fachpfleger Fortbildung

### Innere Medizin – Intensivmedizin

Herausgeber: M. Alcock, P. Barth,
K. D. Grosser, W. Nachtwey, G. A. Neuhaus,
F. Praetorius, H. P. Schuster, M. Sucharowski,
P. Wahl

S. M. Brooks
## Fortbildung 1
Grundlagen des Wasser- und Elektrolythaushaltes
Deutsche Bearbeitung von H. P. Schuster,
H. Lauer
Übersetzt aus dem Amerikanischen von
G. Kaiser, M. Kaiser
1978. 27 Abbildungen, 13 Tabellen.
XIII, 67 Seiten
DM 19,80
Mengenpreis ab 20 Exemplare: DM 15,80
ISBN 3-540-08429-0

J. M. Krueger
## Fortbildung 2
Überwachung des zentralen Venendrucks
Übersetzt aus dem Amerikanischen von
G. und M. Kaiser
1978. 51 Abbildungen. IX, 60 Seiten
DM 12,–
Mengenpreis ab 20 Exemplare: DM 9,60
ISBN 3-540-08574-2

H. P. Schuster, H. Schönborn, H. Lauer
## Fortbildung 3
Schock
Entstehung, Erkennung, Überwachung,
Behandlung
1978. 39 Abbildungen, 10 Tabellen.
X, 65 Seiten
DM 21,80
Mengenpreis ab 20 Exemplare: DM 17,40
ISBN 3-540-08736-2

### Fortbildung
### Innere Medizin – Intensivmedizin

Herausgeber: M. Alcock, K. D. Grosser,
W. Nachtwey, G. A. Neuhaus, F. Praetorius,
H. P. Schuster, M. Sucharowski, P. Wahl

S. Okonek
## Vergiftungen – Entgiftung – Giftinformation
Unter Mitarbeit von H. Lauer
Mit einem Kapitel von C. Kulessa und
J. Bußmann
1980. 51 Abbildungen, 32 Tabellen.
Etwa 130 Seiten
DM 38,–
Mengenpreis ab 20 Exemplare: DM 30,40
ISBN 3-540-10331-7

### Anaesthesie – Intensivmedizin

Herausgeber: F. W. Ahnefeld, W. Dick,
M. Halmágyi, H. Nolte, T. Valerius

F. W. Ahnefeld, W. Dick, M. Halmágyi,
T. Valerius
## Weiterbildung 1
Richtlinien, Lehrplan, Organisation
1975. XIII, 204 Seiten
DM 24,–
Mengenpreis ab 20 Exemplare: DM 19,20
ISBN 3-540-07115-6

M. Halmágyi, T. Valerius
## Weiterbildung 2
Praktische Unterweisung
Intensivbehandlungsstation – Intensivpflege
1975. 67 Abbildungen. VIII, 120 Seiten
DM 24,–
Mengenpreis ab 20 Exemplare: DM 19,20
ISBN 3-540-07213-6

Springer-Verlag
Berlin
Heidelberg
New York

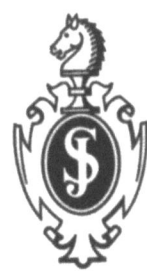

# Fachschwester – Fachpfleger
## Fortbildung

M. Halmágyi, T. Valerius
### Weiterbildung 3
Praktische Unterweisung
Punktion. Injektion – Infusion – Transfusion.
Gefäßkatheter
1976. 60 Abbildungen. VII, 120 Seiten
DM 28,–
Mengenpreis ab 20 Exemplare: DM 22,40
ISBN 3-540-07723-5

M. Halmágyi
### Diaserie – Slides II
### Weiterbildung 3
1979. 60 farbige Diapositive
Legenden in deutscher Sprache
Lieferung im Ringordner
DM 128,–
ISBN 3-540-092112-5

M. Halmágyi, T. Valerius
### Weiterbildung 4
Praktische Unterweisung
Sonde – Drainage – Katheter – Endoskopie
1980. 48 Abbildungen. VIII, 137 Seiten
DM 36,–
Mengenpreis ab 20 Exemplare: DM 28,80
ISBN 3-540-08737-0

---

**Operative Medizin**

Herausgeber: G. Gille, B. Horisberger, B. Kaltwasser, K. Junghanns, R. Plaue

J. Hamer, C. Dosch
### Neurochirurgische Operationen
Weiterbildung
Mit einem Geleitwort von K. Junghanns
1978. 80 Abbildungen. IX, 78 Seiten
DM 28,–
Mengenpreis ab 20 Exemplare: DM 22,40
ISBN 3-540-08631-5

J. Menzel, B. Dosch
### Neurochirurgie
Prae- und postoperative Behandlung und Pflege
Fortbildung
Geleitwort von K. Junghanns
1979. 40 Abbildungen, 1 Tabellen.
IX, 46 Seiten
DM 29,50
Mengenpreis ab 20 Exemplare: DM 13,60
ISBN 3-540-09284-6

W. Saggau, T.-R. Billmaier
### Herz- und Gefäßoperationen
Weiterbildung
1979. 110 Abbildungen. VIII, 104 Seiten
DM 36,–
Mengenpreis ab 20 Exemplare: DM 28,80
ISBN 3-540-08735-4

H. W. Asbach, C. Herrmann-Schüssler, M. Lorenz
### Urologie
Prae- und postoperative Behandlung und Pflege
Fortbildung
1980. 29 Abbildungen, 6 Tabellen.
IX, 60 Seiten
DM 32,–
Mengenpreis ab 20 Exemplare: DM 25,60
ISBN 3-540-09835-6

---

**Fortbildung
Operative Medizin**

Herausgeber: G. Gille, B. Hornisberger, B. Kaltwasser, K. Junghanns, R. Plaue

G. Feldkamp, E. Koch
### Der Brandverletzte
Behandlung, Pflege, Organisation
1980. 68 Abbildungen. Etwa 180 Seiten
DM 39,80
Mengenpreis ab 20 Exemplare: DM 31,80
ISBN 3-540-08734-6

Springer-Verlag
Berlin
Heidelberg
New York

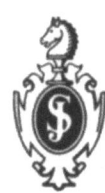

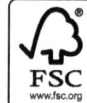

MIX
Papier aus verantwortungsvollen Quellen
Paper from responsible sources
**FSC® C105338**

If you have any concerns about our products,
you can contact us on
**ProductSafety@springernature.com**

In case Publisher is established outside the EU,
the EU authorized representative is:
**Springer Nature Customer Service Center GmbH
Europaplatz 3, 69115 Heidelberg, Germany**

Printed by Libri Plureos GmbH
in Hamburg, Germany